歯科衛生士・歯科助手のための

デンタル エステ

「治療」から「美容」へ——
歯科医院の新しい可能性を拓く

歯科衛生士
佐藤 朱美・辻 紗耶加
エステティシャン
服部 恵

dental esthetic

BAB JAPAN

はじめに

①歴史を重んじ、新しいことを取り入れずに、現状を維持し続けること
②歴史を大切にしながら、時代に合わせて変化・進化をすること

　どちらも素晴らしいことですが、おそらくこの本を手に取っている方は、進化を求められているでしょう。

　例えば、今から30年前、これほどのスマートフォンの普及は誰が想像したでしょうか？　同じく、30年前に「デンタルエステ」という言葉を口にした人はいたでしょうか？　私がエステティシャンになった17年前、この世にデンタルエステは存在していませんでした。ではなぜ今、注目されるようになったのでしょうか？

　昨今日本では災害などでストレスが溜まる人が増え、心と体のケアや癒しを行うエステティックサロンやリラクゼーションサロンが増えました。一方、年金問題等で不安な未来を考えるより、目の前の「結果」を意識する人も増えています。この２つの事柄は、これからの歯科医院作りに大切なことではないでしょうか。

　歯を美しくしたい患者様は、顔も美しくしたいはずです。歯科医院の治療と審美、そこに心身共に美しくするエステティックサロンのおもてなしとハンド技術がプラスされると、「目の前の結果＋癒し」になるので、鬼に金棒どころではありません。

　そう確信できたのは、ホワイトニングサロンBeauteの佐藤朱美さんと辻紗耶加さんに出会ったからです。ある日、友人から「絶対考え方が合う人がいるから紹介する」と電話がありました。そしてすぐ、サロンに来てくださったのが佐藤さんです。初回で意気投合、あらゆる行動力に感動し、２回目に会った時「デンタルエステの書籍を出したい」という目標ができました。

　その後、辻さんと会い、歯科業界やスタッフへの思いにまた感動。今回、お２人の思いに、私のエステティックへの思いを重ねることができ、とても嬉しく思います。

　この本は、歯科衛生士だけではなく、歯科助手の皆さんも医院で活躍できるようにという思いも込めました。フェイシャルマッサージを初めてする方は、最初は指が動きにくいかもしれませんが、練習するほど技術力が向上します。

　口腔内は歯科衛生士の施術になりますが、お顔のマッサージは助手の方が「カリスマ」になれるように、１度で結果の出る手技に仕上げています。

　そして、おもてなしは心から始まるので、患者様の喜ばれるお顔を思い浮かべながらこの本で勉強していただきたいと思います。

エステティックサロンPearl K　　服部 恵

歯科衛生士・歯科助手のための
デンタルエステ
「治療」から「美容」へ——
歯科医院の新しい可能性を拓く

目　次

はじめに ……………………………………………………………… 2

第1章　デンタルエステとは? …………… 7

注目され始めたデンタルエステ ……………………………… 8

今、デンタルエステが歯科業界に必要なワケ ………… 10

患者の変化 ……………………………………………………… 12

ホテルのスパなどリラクゼーション産業の成長 ………… 13

8020運動の結果から将来を占う ………………………… 14

医院スタッフ雇用の視点から ……………………………… 14

デンタルエステの歴史 ……………………………………… 15

第2章　デンタルエステの理論 ………… 17

表情筋と皮膚の関係 ………………………………………… 18

それぞれのお悩みの状態と原因 ………………………… 19

●たるみの状態と原因　19

●大顔の状態と原因　20

●むくみの状態と原因　20

●シミ・くすみの状態と原因　20

●毛穴が目立つ状態と原因　20

●ニキビ・ニキビ跡の状態と原因　21

それぞれのお悩みに対する効果 ………………………… 21

●たるみに対して　21

●大顔に対して　21

●むくみに対して　22

●シミ・くすみに対して　22

●毛穴に対して　22

●ニキビ・ニキビ跡に対して　22

デンタルエステでアプローチする筋肉 ……………………… 23

●咀嚼筋　24

●ほうれい線周辺　25

●目の周辺　28

●首周辺　29

口腔内の解剖学 …………………………………… 32

●歯の仕組み　32

唾液の役割 ………………………………………… 33

咀嚼と唾液の関係 ………………………………… 34

唾液とがん予防 …………………………………… 35

咬筋などの仕組み ………………………………… 36

デンタル・フェイスラインの理解 ………………… 37

●ノータッチライン　38

●美ネックライン　39

●リフトアップライン　40

●小顔ライン　41

●ほうれい線ライン　42

第3章　デンタルエステの実践 ……………… 43

タオルの使い方 …………………………………… 44

●タオル配置　44

●タオルターバン　45

コリの確認 ………………………………………… 46

●咬筋　47

●頬筋周辺　48

●胸鎖乳突筋　49

●後頭部、首の付け根　50

●僧帽筋　51

●側頭筋　52

基本技術について ……………………………………………… 53
- ●ダブルプッシュ法 53
- ●4指バウンド 53
- ●手にローション塗布をする理由 54

各部位ごとの手技 ……………………………………………… 55
- ●ヘッドマッサージ（5分） 55
- ●ほうれい線と咬筋のマッサージ（10分） 58
- ●首のマッサージ（5分） 65
- ●額と目の周りのマッサージ（5分） 69

手技の仕上げ ……………………………………………………… 73
- ●クレンジング、拭き取り（10分） 73
- ●スポンジ拭き取り 77

歯茎マッサージ・咬筋マニピュレーション ……………… 80
- ●らせんマッサージ 84
- ●歯間乳頭マッサージ（頬側） 85
- ●マニュピレーション 86
- ●口輪筋マッサージ 86

リップエステ ……………………………………………………… 88

第4章　カウンセリング、接遇（おもてなし） ……… 93

感動される歯科医院に ………………………………………… 94

おもてなしの定義 ……………………………………………… 95
- ●物をもって成し遂げる 96
- ●表裏なしの心でお客様を出迎え、
  最高のサービスをご提供するよう準備する 98

身だしなみ ………………………………………………………… 100

お出迎え …………………………………………………………… 100

カウンセリングシートとペン ………………………………… 101

デンタルエステ　プレカウンセリング …………………… 102
- ●患者様の今の状態、お悩みを
  カウンセリングシートに沿って聞き出す 102
- ●お悩みに対して、なぜそうなっているのかを
  分析し、必要なケアを伝える 108
- ●当日のコースの流れ、使用する化粧品を伝える 108

- ●ケアすると結果がどうなるのかを伝える　109
- ●写真を撮る　109

施術室に入ったら　……………………………………………　109
- ●ブランケットをかける　109
- ●アクセサリーを外す　110

施術中のカウンセリング　……………………………………　110

クロージング　……………………………………………………　111
- ●アフターケアのご提案　112
- ●次回のエステのご提案　112

お見送り　…………………………………………………………　114

第5章　メニュー構成とケーススタディ　……　115

デンタルエステのメニュー例紹介　………………………　116
- ●クイック・デンタルエステ（歯科助手、歯科衛生士）　116
- ●クイック・デンタルエステ（歯科衛生士）　116
- ●スタンダード・デンタルエステ
  （歯科助手、歯科衛生士）　116
- ●スタンダード・デンタルエステ（歯科衛生士）　117
- ●スペシャル・デンタルエステ（歯科衛生士）　117

デンタルエステの告知のしかた　…………………………　118

デンタルエステの実例紹介　………………………………　120
- ●58歳女性（主訴……アゴ周りのコリ）　120
- ●51歳女性（主訴……目の下のクマ、たるみ）　121
- ●47歳女性（主訴……お顔全体のむくみ、コリ）　121

おわりに　…………………………………………………………　122

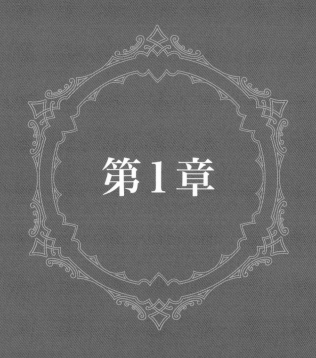

第1章

Chapter 1

デンタルエステ とは？

本書では、歯科医院にお勤めの歯科医師、歯科衛生士、歯科助手や受付の方に向けて、デンタルエステの基本から応用まで、最新の情報をわかりやすく解説します。「うちの医院でもデンタルエステを始めよう！」という時に、この1冊を読むことで、施術に関する知識だけでなく、医院経営まで視野に入れたデンタルエステのあり方を学んでいただけるように構成しています。

注目され始めたデンタルエステ

〈佐藤・辻〉

　歯科医院で働く歯科衛生士や歯科助手、受付スタッフの皆様にとって、「デンタルエステ」はどのようなイメージでしょうか？
　「エステサロンで行われるようなマッサージを、お口周りに施術するのかな？」という漠然としたイメージかもしれませんね。
　日本に限らず、ヨーロッパやアメリカのような成熟した先進国では、美しさに対する意識やニーズはとどまることがなく、今後もさらに美しさに対する要求は高度になっていくと考えられています。アメリカのリサーチ会社のレポートによれば、全世界の美容医療の市場は、2017年の103億ドルから、

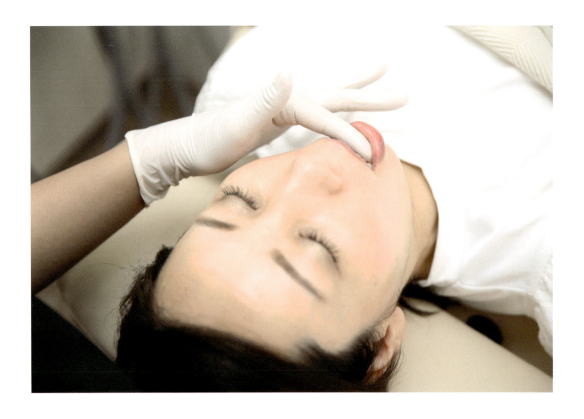

2023年には170億ドルの規模にまで成長（年平均成長率10.6％）すると予測されています。

　また、そのような患者様側からのニーズだけでなく、歯科医院の経営にとってもデンタルエステの導入が大きなカギとなることが予想されています。

　第1章では、歯科医院のスタッフ、医院経営者（院長先生）、患者様、それぞれの視点から、デンタルエステがなぜ必要となるのかをお話ししていきます。

　歯科医院で働くスタッフ、特に歯科助手さんは、直接患者様と接する機会が少ない職種になります。道具の準備や片付け、診療補助、様々な雑務など、仕事量は多く、なくてはならない仕事であるにもかかわらず、国家資格を持つ歯科医師や歯科衛生士ほどには患者様から「ありがとう」という声をかけてもらいにくい、そんな立ち場ではないでしょうか。

　そこで、注目され始めているのがデンタルエステなのです。

　直接口腔内に触ることなく、かつ、患者様の健康や美に直接貢献できるこのデンタルエステは、まだ歴史は浅いといえます。しかしその分、皆様一人ひとりの創意工夫が求められている、これから作り上げていく分野でもあります。

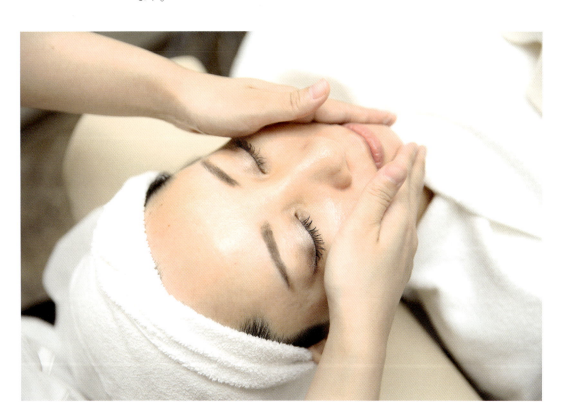

本書では、歯科衛生士として新たな取り組みを行っている佐藤朱美と辻紗耶加（共にBeauteの代表者）と、エステ分野で数々の著書やDVDを出版されている服部恵先生がコラボし、デンタルエステの魅力や実際の施術方法などを解説していきます。

今、デンタルエステが歯科業界に必要なワケ

〈佐藤・辻〉

　「歯科医院の数はコンビニよりも多い」とよく言われますが、歯科医院とコンビニの性格は大きく異なります。

　コンビニエンス・ストアは、フランチャイズ本部の権限が強く、営業時間や取扱商品、価格設定などで様々な縛りがあります。「お客様のために、このようなサービスを新しく始めたい！」と店長が意気込んでも、実現させることはほぼ不可能です。

　一方、歯科医院は、その敷地面積こそコンビニと似ていますが、経営の自由度はコンビニよりもはるかに高いのです。もちろん、歯科医院の業務の中でも保険診療は政府による規制があります。そのため、独自の取り組みが可能なのは自由診療（保険外診療）となります。自由診療はその名の通り、「自由」があることが最大の特徴です。正しくは、様々な歯科医療がある中で、そのうちのごく一部のみが保険適応となっている、という関係になります。

　経営の自由度は自費診療の範囲内だけではありません。医院（店舗）設計

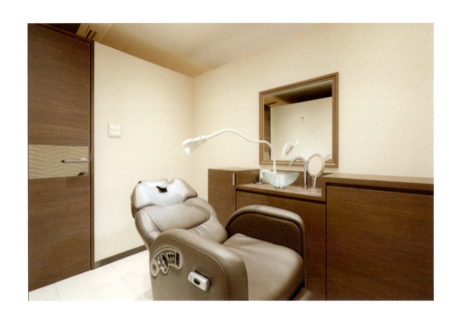

やデザイン、スタッフの制服や接遇、診療時間、規模など、様々な要因を比較的自由にコントロールできるのです。マーケティングに関しても、独自のWebサイト、広告宣伝（ある一定の規制はあります）、院内でのパーソナル・セリング（スタッフ対患者様の直接のやりとりによる販売）、チェアサイドや待合室のモニター画像やPOPなど、数え上げるときりがありません。

　これらの自由な要因をうまくマネジメントして患者様の満足を高めることができれば、その先には患者様の健康、そして医院経営の利益にもつながります。

　日本歯科医師会が発行した『歯科医療白書2013年度版』には、歯科医院の経営改善のためには、自由診療を増やす取り組みの必要性が、様々な分析結果をもとに提言されています。

　引用すると、以下のような指針が記載されているのです。

①患者の満足度を高める
②治療の選択肢を増やし自費率を高める
③患者に選ばれるハードを整備する
④滅菌清潔管理を強化する
⑤患者の利便性を高め満足度を高めるソフトを整備する
⑥コミュニケーションを高度化する
⑦医院の価値観を共有し組織風土を整える
⑧患者ニーズに合った広告宣伝を工夫する
⑨ホームページの開設とリニューアル
⑩看板のリニューアルの実施

　つまり、自費メニューを増やすこと、その内容をホームページや広告を駆使して患者様に届けること、清潔な環境を整えて来院したくなる医院デザインにすることなど、患者の満足度を主体として、そこから医院のあり方を考えることが重要になります。

　このような時代の要請もあり、最近ではデザイン性の高い医院や、接遇マナーのしっかりした医院も珍しくなくなってきました。そうなると、さらにその先のニーズを先取りする医院が、患者様から愛されるよ

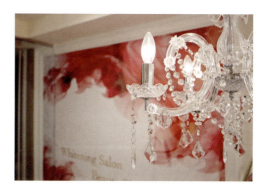

うになることは言うまでもありません。

例えば、一昔前までであれば、医院のデザインがおしゃれなだけで患者様が集まることもありましたが、デザイン性が当たり前となった今日、さらに差別化できる取り組みが必要なのです。

患者の変化

〈佐藤・辻〉

歯科医院の医療収入の内訳を見てみると、虫歯や欠損を原因とする補綴処置や、歯周病関連の治療などが主な収入源となっています。

しかし、今後も同じ状態が続く保証はありません。その理由として、子供の虫歯の減少が挙げられます。下図のように、子供が虫歯に罹患する割合は減少傾向が続いています。ここからは、将来、虫歯の治療を必要とする患者の割合が減少することが予想できます。

う歯を持つ者の割合の年次推移（乳歯＋永久歯：5〜14歳）

年齢（歳）	平成5年 (1993年)	平成11年 (1999年)	平成17年 (2005年)	平成23年 (2011年)	平成28年 (2016年)
5	77.0	64.0	60.5	50.0	39.0
6	89.0	78.0	63.4	42.1	45.5
7	91.0	79.3	67.3	57.8	38.2
8	92.4	89.4	61.7	69.2	60.5
9	95.1	84.5	75.4	53.3	71.9
10	94.3	80.3	81.3	62.5	36.4
11	94.8	77.5	68.1	42.1	34.4
12	87.4	71.9	58.5	45.9	10.3
13	92.1	72.3	70.7	42.9	44.4
14	91.7	84.9	71.0	52.6	38.1

注）平成5年（1993年）以前、平成11年（1999年）以降では、それぞれ未処置歯の診断基準が異なる
　厚生労働省　平成28年歯科疾患実態調査の概要より

また、北海道大学の研究グループによると、「CR充填」、「抜髄後に鋳造歯冠修復」、「インレー修復」、「成人の定期健診」、を比較した場合に、同じ時間あたりの利益を計算すると、CR充填が最も利益が大きいことがわかっています。つまり、削って詰めて、削って詰めて、の繰り返しが歯科医院経営に利益をもたらしていたことがわかります。

さらに、このCR充填などの保険診療をいかに短時間で処置し、1人でも多くの患者様を治療する、つまり、患者数に関して回転率を高める、という経営手法を行うことで利益を増やすスタイルは今でも少なくありません。

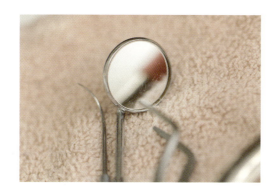

しかし、子供の虫歯の減少は、この「削って詰めて」という治療そのものがこれから減ることを意味しています。今後の歯科医院経営は、『歯科医療白書』も指摘しているように、虫歯の処置を中心としたスタイルから、予防など自費診療を中心としたスタイルに転換せざるをえない、そんな時代環境となってきているのです。

ホテルのスパなどリラクゼーション産業の成長
〈佐藤・辻〉

さらに、近年の消費の傾向として、「ラグジュアリー化」がキーワードとなっています。サウナやマッサージ、アロマ、さらに食事などを組み合わせる相乗効果で、圧倒的に満足度を高める手法がよく見られるようになりました。

歯科の分野でも、クリーニング、ホワイトニング、マッサージ、アロマなどを総合的に取り入れたプランをBeauteではすでに提供しています。その中で、デンタルエステは新たなサービスとして今後ニーズが高まると考えられているのです。

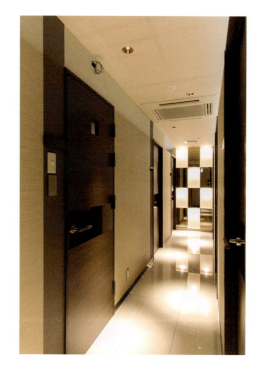

施術結果ももちろんですが、その過程での体験全てが商品となる、そのようなサービスこそが目の肥えた消費者に支持され続けるためのポイントです。

13

8020運動の結果から将来を占う
〈佐藤・辻〉

　日本歯科医師会が推奨してきた「8020運動」を、歯科関係者でご存知ない方はおられないでしょう。平成元年（1989年）以来、これまで30年にわたって啓蒙活動を継続してきた結果、80歳時点で20本以上歯が残っている人の割合は、2018年にはついに50％を超えました。
　これまで、お年寄りといえば入れ歯が当たり前でしたが、入れ歯の割合は今後減少していくと考えられます。
　さらに、団塊の世代と呼ばれる1947～1949年生まれの世代が70歳を超える時代に突入しました。団塊の世代はそれ以前の世代（1947年までに生まれた世代）と大きく異なり、若い頃から海外の文化や新しいことに馴染みがある世代です。そのため、歯に対する意識もこれまでの高齢者とは異なるということを意識する必要があります。
　「お年寄りだから入れ歯でいいだろう」という姿勢では、その医院は選んでもらえない時代になるということなのです。

医院スタッフ雇用の視点から
〈佐藤・辻〉

　次は、医院のスタッフについて考えてみましょう。
　2019年現在、ハローワークにおける求人倍率は上昇傾向が止まりません。つまり、医院がスタッフを雇いたいと思って求人募集をしても、なかなか応募者が来てくれない時代になっているのです。2009年のリーマン・ショックの頃はこの逆で、1件の求人募集に何十人もの応募者が殺到していました。もちろん、今後またこのように、応募者がどんどん集まってくれる時代が来ないとは限りません。しかし、少子高齢化という大きな時代の流れの中では、働ける年齢の人口は急激に減少していくため、今後も求人に苦労する時代がずっと続くという見方のほうが多いのです。
　このような大きな時代背景の中で、医院経営者である院長はどのようにしていけばいいのでしょうか。
　この求人難への対処法として、「給料の金額を上げる」という方法があります。しかし、実際に聞かれる声として、それでは「離職率は下がらない」「欠

勤も改善されない」というものです。経営学分野の研究によれば、仕事そのものでやりがいや満足感を感じられるようにしなければ、どれだけ給料や勤務時間を改善しても従業員は長期間働いてくれない、ということです。

　歯科医院の中で、特に助手や受付のスタッフは、専門職である歯科医師や歯科衛生士と異なり、常に脇役の存在で、自分がいなくてはならない存在だと感じにくい状況に置かれています。

　そこでデンタルエステ、さらには、デンタルエステとクリーニング、ホワイトニングなどを総合的なメニュー化することで、それぞれのスタッフがより専門的に働き、やりがいを感じる職場作りができるでしょう。

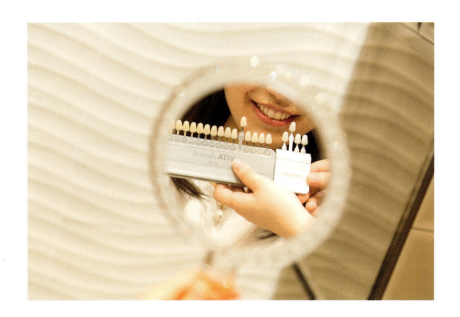

デンタルエステの歴史

〈佐藤・辻〉

　海外文献の検索サイトで「デンタルエステ (dental, aesthetic)」と調べても、ほとんどヒットしません。歯肉マッサージ (gum massage) で検索してみてようやく辿り着くのが、インドのオイルを使った歯肉マッサージで歯周病の菌が減少した、という文献ぐらいです。

　逆に言えば、デンタルエステはそれだけ新しい、これからの分野だということです。エステ本業とコラボし、そのノウハウや知識を取り入れることで、必ず歯科医院におけるデンタルエステを切り拓くことができると信じています。

16

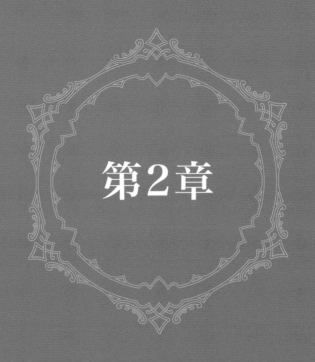

第2章

Chapter 2

デンタルエステ の理論

表情筋と皮膚の関係

〈服部〉

　既に歯科衛生士の皆さんであれば解剖学を学ばれていると思いますが、助手の皆さんも患者様にわかりやすくデンタルエステを説明するために、マッサージに関係するエステのケアや、筋肉、特に表情筋について知る必要があります。

　そして解剖学を知ると、カウンセリングで患者様のお悩みやご希望をお聞きして、なぜデンタルエステをするのか、何のために行うのか、どのような結果が出るのかを、わかりやすく説明することができます（カウンセリングについては、第4章で詳しくお伝えします）。

　一言で「デンタルエステで顔をきれいにする」と言っても、患者様が目指す理想のお顔は様々なので、施術者が目的を明確にすることが大切です。筆者が運営しているエステティックサロンPearl Kのお客様のお悩み順位は、以下の通りです。

1位　たるみ

お肌に張りを与えたい。フェイスラインをリフトアップしたい。

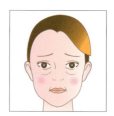

2位　大顔

顔を小顔にしたい。顔のこわばった筋肉をほぐして欲しい。

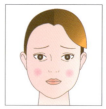

3位　むくみ

顔全体がむくんでいる。目がむくんで腫れぼったくなっている。

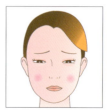

4位　シミ・くすみ

　紫外線によるシミの予防、またはできてしまったシミのケア。全体的なくすみのケア。

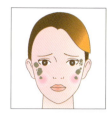

5位　毛穴

　小鼻の毛穴が目立つ。頬のたるみ、毛穴が目立つ。

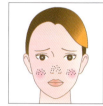

6位　ニキビ・ニキビ跡

　大人ニキビが気になる。コメド（皮脂が酸化して固まった汚れ＝角栓）が気になる。

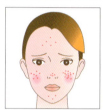

　以上が、お悩みの方が多い順です。各サロンによって専門性が異なるので順位は違ってきますが、リフトアップと小顔願望は、全ての女性が持つ望みでしょう。

　それはなぜか、考えてみましょう。シミ、くすみ、毛穴、ニキビは、やろうと思えばメイクで隠すことができます。しかし、顔全体のたるみや大顔はメイクで隠すことができないので、必ずケアや対策が必要だからです。

　これらのトラブルの改善法を知ることはもちろん大切ですが、まずはそれぞれのトラブルの状態・原因にも触れておきます。

それぞれのお悩みの状態と原因

〈服部〉

●たるみの状態と原因

　皮膚が柔らかく張りがない状態です。我流の間違ったセルフマッサージなどで、皮膚が伸びてしまってたるむこともあります。全体的に皮膚がたるむと、首との境界線がぼんやりし、フェイスラインがきれいに見えなくなって

しまいます。皮膚に弾力がなく、お肌を作るコラーゲン・ヒアルロン酸などが紫外線や加齢によって減少し、お肌がカスカスになっている状態です。

●大顔の状態と原因

　エラ部分（咬筋）が硬直し、顔の形が大きく、四角形またはホームベース型に見えてしまう状態です。頬骨の上に脂肪が溜まると、顔が前に出っ張って見えます。皮膚のたるみにより、輪郭がぼやけて大顔に見えることもあります。首が太くなると顔が大きく見えるので、首の筋肉のケアも大切です。

●むくみの状態と原因

　塩分の多い食事を摂ると、むくみやすくなります。顔と体幹部をつなぐ首と肩の筋肉が硬直すると、流れが悪くなり、水分が顔に溜まりやすくなります。特に目の部分はむくみが出やすいです。表情筋をあまり動かさないのも原因の一つです。

●シミ・くすみの状態と原因

　雀卵斑（そばかす）は遺伝的な要因が大きいので、完全に消すのは難しいでしょう。

　老人性色素斑はシミの中でも一番多く、紫外線が原因でできるシミで、加齢によってターンオーバーが長くなり、肌代謝が悪くなることでメラニンが蓄積されてできます。UVケアが大切です。

　肝斑は女性ホルモンの乱れが原因で、頬骨上の左右対称にできるシミです。紫外線対策も大切ですが、十分な睡眠やバランスの良い食事を心がけ、運動などの生活習慣を見直し、ホルモンバランスを整えることが必要です。

　炎症後色素沈着は、傷やニキビ、虫刺されなど、炎症後に残ってしまう色素沈着のシミのことです。こすりすぎによってできてしまう場合もあります。ターンオーバーを促進させ、メラニンを排出させると良いでしょう。

●毛穴が目立つ状態と原因

　毛穴の中に汚れが溜まった状態です。洗顔後の洗い流しが不十分だと、汚れや皮脂が残り、毛穴が大きくなります。皮膚表面が乾燥すると潤いがなくなり毛穴が開き、汚れが詰まりやすくなります。皮膚のたるみによる毛穴の

広がりは、毛穴が縦長の楕円形になり、リフトアップで改善できます。

●ニキビ・ニキビ跡の状態と原因

　白ニキビは初期段階で、毛穴の中で汚れや皮脂が固まる状態です。面ぽう（コメド）とも言われます。黒ニキビは毛穴に詰まった汚れや皮脂が酸化して黒くなった状態です。ここまでは炎症していない状態であり、黒ニキビまでに抑えておかないと、次の段階から治りにくくなります。

　赤ニキビは毛穴の中でアクネ菌などの細菌が増殖して、炎症を起こした状態です。赤ニキビから治すのには時間がかかります。ニキビ痕になる場合もあります。黄ニキビは炎症がひどくなり、膿が出ている状態で、一番悪化しています。病院の診察が必要な場合もあります。ニキビ痕は化膿した状態が続き、肌の奥に赤い傷跡が残ったり、陥没したりします。

　上記のように、トラブルは様々ですが、デンタルエステは下記のように様々なお悩みに対応できます。

それぞれのお悩みに対する効果

〈服部〉

●たるみに対して

　口腔内・口腔外から表情筋にアプローチし、老化や日々の癖などで下垂した表情筋を元の位置に戻し、お肌に張りを与えます。

●大顔に対して

　大きく見える顔の形を、小さく形成します。大顔の原因である頬筋や咬筋のこわばりにアプローチし、筋肉を柔軟にしてから、骨格に沿って顔の形を小さく整えます。

●むくみに対して

顔のむくみは、首の筋肉やリンパの流れに大きく関わります。デンタルエステでは、お顔だけではなく首にもアプローチすることで、顔と体幹をつなぐ部分の流れが良くなり、むくみを解消します。

●シミ・くすみに対して

できてしまったシミをエステティックのケアで消すことは難しいですが、薄くしたり、シミの予防には効果的です。首と顔のマッサージにより血行が良くなり、新陳代謝が上がることで、美白効果も期待できます。

●毛穴に対して

黒ずんだ小鼻の毛穴ケアは、毛穴洗浄で頑固な汚れを落としてから引き締めるケアが必要です。マッサージによって効果が現れるのは、毛穴の引き締めと、たるみを引き上げてたるみ毛穴を小さくすることです。汚れによる毛穴は丸くなっており、たるみによる毛穴は楕円形になっているので、拡大鏡などで確認し、どちらによるものかを判別します。

●ニキビ・ニキビ跡に対して

炎症しているニキビに関しては鎮静が必要なので、活性化するマッサージは控えたほうが良いでしょう。ニキビは皮膚の乾燥が原因の一つでもあるので、保湿はしっかりと行います。ニキビ跡には、新しいお肌が生まれてくるように、ピーリングやマッサージで代謝を上げることが効果的です。

このようにトラブルケアは様々ですが、全てのトラブルに有効で、即効性、体感があり、1度の施術効果で患者様に喜んでいただけるのが、表情筋にアプローチするデンタルエステです。手技自体は、リフトアップ、小顔、しわ、たるみを改善するマッサージで形を整えることはもちろん、マッサージにより筋肉・皮膚の代謝が上がることで、全てのケアの相乗効果になります。

では、なぜ表情筋にアプローチすることで、たるみやシワなどの皮膚に直接影響を与えることができるのでしょうか？

普段私たちが日常会話で使う「筋肉」というのは、大抵は骨格筋を指しま

す。骨と骨を筋肉がつなぎ、筋肉が収縮もしくは弛緩することで、骨が動き、体を動かす動作となります。この動きによって、私たちは歩いたり、走ったり、跳んだり、座ったりできるわけですね。

ただ、骨格筋の中でも表情筋と言われる、顔の表情を作る筋肉は特殊で、骨と骨だけではなく、筋肉と筋肉、皮膚と筋肉をつないでいるのです。これは何を意味するかというと、筋肉の動きが直接皮膚のたるみやシワの原因となっているということです。

想像してみてください。シワのないきれいな布を下から引っ張ると、溝ができますよね？　顔の中でも同じ現象が起こります。笑うと笑筋や頬筋が動き、口横の皮膚が後ろに引っ張られてほうれい線ができます。そして、顔の筋肉全体が下がってしまうと、皮膚も引っ張られて下がるので、全体的なたるみにつながります。

表情筋を理想の位置に戻すことで、お顔全体の形作りと皮膚の張り作り、どちらも同時に行うことができます。

デンタルエステでアプローチする筋肉

〈服部〉

医療の現場で働いていると、薬や治療の効果が明らかなので、患者様への説明はしやすいでしょう。効果・効能という言葉も使えます。しかし、ハンドマッサージは少しタイプが異なります。実際、医療現場ではないエステティックサロンでは、いくら効果が出ても「効果が出る」という言葉は使えません。その分、おもてなしの気持ちや心からのサービスで付加価値をプラスし、お客様に効果以外の満足度を上げることを心がけます。

例えば、お腹が痛い子供に、お母さんがお腹に手を当てて「手当て」をしますよね。それで不思議と治ることがあります。ハンドマッサージも同じです。施術者の気持ちは手から肌へと伝わり、結果を左右します。

特に筋肉にアプローチする手技は、気持ちを込めて施術をすると、筋肉は素直に動いてくれます。しかし、ただ闇雲に筋肉をマッサージしても、お客様の求められる結果にはつながりません。ハンドマッサージで大切なことは、正しい理論に沿って施術を行い、気持ちを込めることです。

それぞれの筋肉の位置と役割を知ると、マッサージをする施術者も目的が明確になり、さらに結果も出やすくなるので施術が楽しくなります。

この章では、マッサージをするために必要な、代表的な筋肉のポイントをお伝えします。

●咀嚼筋

　私たちは普段、食べ物を口の中で十分噛んで飲み込みますが、この時の運動を「咀嚼運動」と言います。咀嚼筋とは、咀嚼運動で使う筋肉の総称で、顔面筋の中でもよく使う筋肉です。

　その咀嚼筋の中でも、口を開く時に使う筋肉は「開口筋」、閉める時に使う筋肉は「閉口筋」といいます。デンタルエステで触れる筋肉は、主に「閉口筋」です。

　咀嚼筋の閉口筋には、内側翼突筋、外側翼突筋、咬筋、側頭筋があります。
　内側翼突筋は、下顎骨を上げて歯を噛み合わせたり、食べ物をすり潰す時に使います。
　外側翼突筋は、下顎骨を前方や左右に動かす時に使います。
　咬筋は、収縮することで下顎骨が上がり、噛むことができます。
　側頭筋は、耳の上から下顎骨に向かっている筋肉で、上記の筋肉と同じく下顎骨を上げて歯を噛み合わせます。寝ている間に歯を食いしばると、耳の上の側頭筋部分にも影響し、寝起きに頭がスッキリしなかったり、締め付けられる感覚になったりする場合があります。

　内側翼突筋と外側翼突筋は、外からは直接触れることができないので、外からのみのマッサージの場合は、咬筋の奥を触れるようなイメージでアプローチします。

　特にこの中で、顔のたるみや大顔に結びついてしまうのが、咬筋です。咬

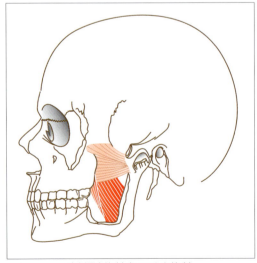

内側翼突筋（赤色で示した筋肉）

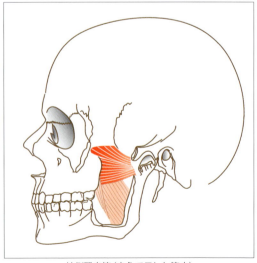

外側翼突筋（赤色で示した筋肉）

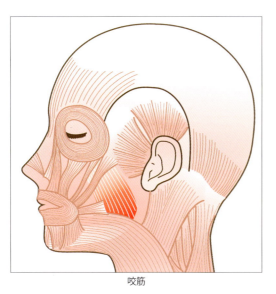
咬筋

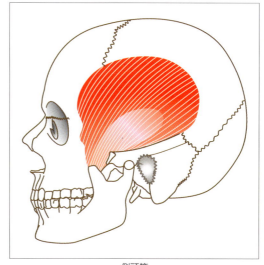
側頭筋

筋は噛み締めるとぷっくりと膨れ、外から簡単に触れることができます。食いしばりをすると硬直するので、大きな力が加わり続けると、顔が大きく見えてしまう原因となる筋肉です。

●ほうれい線周辺

　20代では「笑いジワ」と言える程度の溝が、30代以降は「ほうれい線」となります。ほうれい線は、様々な筋肉の動きが関わってできるので、突然現れるものではありません。深くなりすぎる前に、しっかりとケアすることが大切です。

　デンタルエステは口腔内と口腔外に触れるので、浅層部と深層部の筋肉どちらもマッサージすることができ、ほうれい線にとても効果的です。

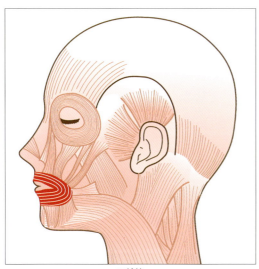
口輪筋

　口輪筋は、口を動かすことによって様々な表情を作る筋肉です。年齢を重ねると、口輪筋やその周辺の皮膚が収縮し、唇の周りに縦ジワができてしまいます。これは、老け顔に見えるシワの1つです。また、口輪筋両端が下がると口角が下がってしまうので、しっかり口輪筋を引き上げ、笑顔が素敵な表情作りをします。

笑筋はニコッと笑うと動く筋肉で、皮膚に直接つながっていて、笑窪を作る筋肉です。

　頬筋は口角とつながり、深部にある筋肉です。頬を歯に押し付ける動作で働き、口で息を吹いたり吸ったりする時にも使う筋肉です。

　大頬骨筋・小頬骨筋はどちらも浅層部に位置し、大頬骨筋は口角から、小頬骨筋は上唇から、それぞれ頬骨へとつながっています。上唇を上げたり、口角を上げたりする時に使う筋肉なので、笑筋と同じく笑顔に関わる筋肉です。

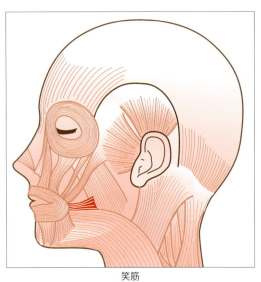
笑筋

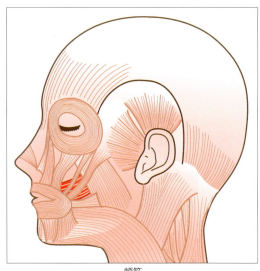
頬筋

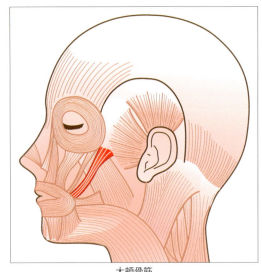
大頬骨筋

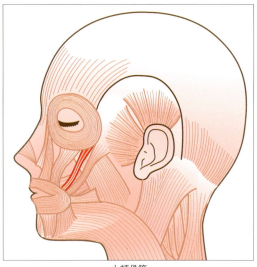
小頬骨筋

口角挙筋は名前の通り、口角を引き上げる筋肉です。
それとは逆に、口角下制筋は口角を引き下げる筋肉です。
そして上唇挙筋は、上唇を引き上げる筋肉です。

このように、顔面の筋肉はその筋肉の働きが入っている名前が多いので、わかりやすいですね。

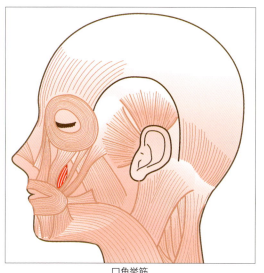
口角挙筋

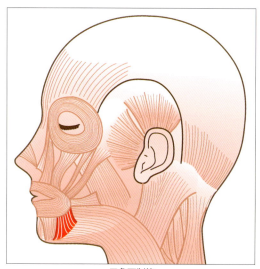
口角下制筋

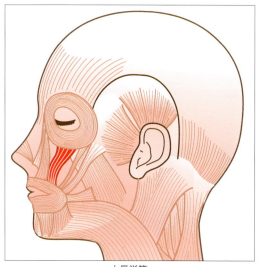
上唇挙筋

●目の周辺

　ほうれい線の次に年齢肌として気になるのが、目の周りです。目の周りは乾燥しやすく、動きが多いので、シワやシミができやすい箇所です。小ジワだからといって安易に放っておくと、気づいた時に深いシワになっていることがあります。

　目のたるみは頭部の筋肉も関わってくるので、目の周辺だけではなく額のケアも入れて、しっかりと引き上げましょう。眉間のシワが深くなってしまうと、常にしかめ面をしているような表情になってしまうので、眉周辺の筋肉を緩め、穏やかな表情作りを行います。

　眼輪筋は目の周りにある筋肉で、目を開け閉めする時に使う筋肉です。シワが気になる目尻に、ほうれい線と同じく笑いジワを作ります。

　皺眉筋（しゅうびきん）は、眉間のシワを作るための筋肉です。考え事で眉をひそめて険しい表情が多い人は、若くても眉間にシワができてしまうので気をつけましょう。

　前頭筋は眉から頭部にかけての筋肉で、眉を引き上げる働きと、額にシワを作る働きもあります。前頭筋が下垂すると目の上が重くなり、目のたるみの原因にもなるので、引き上げることで目をパッチリさせる効果もあります。

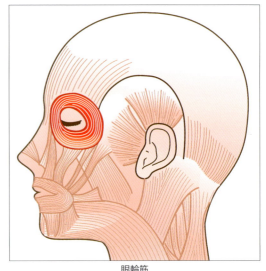
眼輪筋

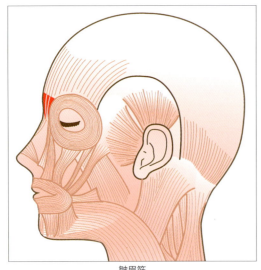
皺眉筋

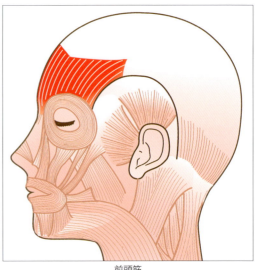
前頭筋

28

●首周辺

　バレリーナのように、首が細くて長い人は顔が小さく見えます。逆に首が太くて短い人は、顔がしっかり大きく見えます。きれいな花瓶に生けたお花が美しく見えるように、首をきれいにすることで、顔が美しく見えることに結びつきます。

　そして体幹部と顔をつなぐルートなので、この部分の流れを良くすることで、顔のマッサージの効果も高まります。首は血管やリンパ管があるデリケートな部分なので、施術には注意が必要です。触れる感覚は直接患者様の感覚に伝わるので、強弱、深いか浅いかを意識し、反応を見ながらトリートメントを行いましょう。

　胸鎖乳突筋は、首を曲げたり、顔を上下左右に動かしたりする時に使う筋肉です。顔を横に向けると首に出てくる筋肉なので、容易に触れることができます。頭部の固定にも使われるので、頭部にパンチを受けるボクシングなどの格闘技系や、その他激しいスポーツをする場合は、鍛える必要があります。

　僧帽筋は、頚部と肩の上部、そして背中上部にある大きな筋肉で、肩こりのマッサージを受ける時に主で触れられる筋肉です。物を持ち上げる時や、肘を後ろに引いたり、肩甲骨を動かしたりする時に使う筋肉です。

　舌骨上筋群は、舌骨より上にある筋肉で、顎二腹筋、茎突舌骨筋、顎舌骨筋、オトガイ舌骨筋の総称です。舌骨は支え合う他の骨がなく宙に浮いてい

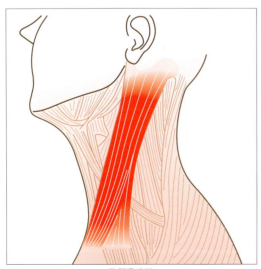
胸鎖乳突筋

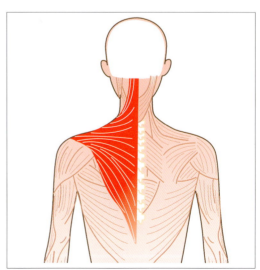
僧帽筋

る状態で、それを支えているのが舌骨筋群です。嚥下や呼吸に関わる筋肉で、舌骨上筋群は顎の下にあるので、たるみや二重アゴにも関わります。

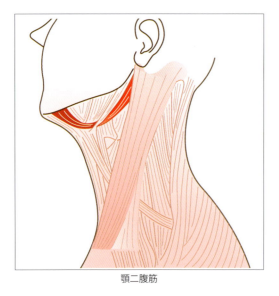

顎二腹筋

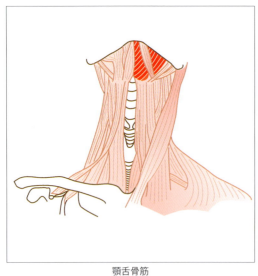

顎舌骨筋

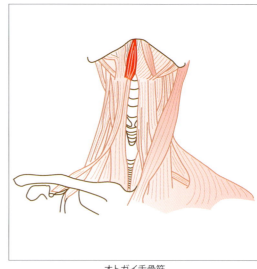

茎突舌骨筋

オトガイ舌骨筋

広頚筋は下顎骨の下から胸上部まである、大きな筋肉です。皮膚から浅い部分にあり、力を入れて「イー」と発音して、首に出てくる筋が広頚筋です。広頚筋は、口角を下げる働きがあり、首のシワやフェイスラインのたるみにも関係する筋肉です。

　斜角筋には、前斜角筋、中斜角筋、後斜角筋があり、それぞれ頚椎と肋骨をつないでいます。主に首を動かしたり、呼吸の補助をしたりする筋肉です。最近「スマホ首」と言われる、スマホやパソコンの姿勢が原因でなるストレートネックにも関係する筋肉なので、首の姿勢を正すためにケアを行います。

　上記の筋肉の中でも、施術前にコリの確認を行う部分は、胸鎖乳突筋、僧帽筋、咬筋、頬筋、側頭筋、後頭部、首の付け根となります。

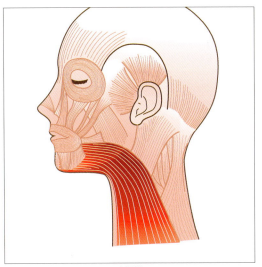
広頚筋

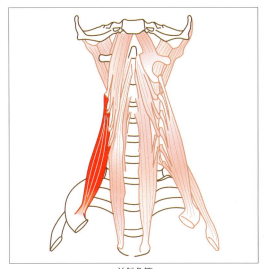
前斜角筋

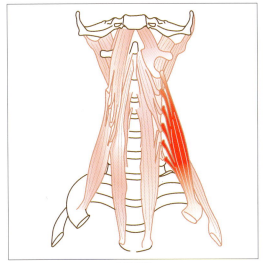
中斜角筋

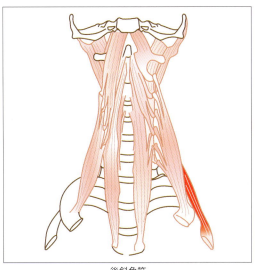
後斜角筋

口腔内の解剖学

〈佐藤・辻〉

　口腔内の解剖学について、すでに衛生士学校で勉強された衛生士さんも、あらためてこの機会に復習を兼ねてポイントを押さえておきましょう。また、歯科助手や受付を担当されている方は、患者様からの質問などに備えて、基本的な知識を身につけておきましょう。

●歯の仕組み

　「歯は歯茎から生えている」──。はい、確かに間違いではありません。しかし、正しくは、歯はアゴの骨によって支えられており、そのアゴの骨を歯茎や粘膜が覆っているのです。
　歯には、鏡で見て確認できる部分以外に、その下に根っこ（歯根）があります。この歯根がアゴの骨の中に位置し、細かい無数の繊維によって結合されています。
　では次に、歯の構造をより細かく見ていきましょう。皆さんが鏡で見ることができる部分はエナメル質で覆われている部分です。エナメル質の内側は象牙質、歯根の表面はセメント質からできています。また、歯のもっとも内部には歯髄といって、神経や血管、リンパ管などが通っており、象牙質に栄養を供給しています。エナメル質は人体の中でもっとも硬い組織です。ただし、他の細胞のようには再生しません。
　歯茎は歯肉とよばれ、口腔粘膜の一部を構成しています。
　成人の歯は、その機能に応じて、切歯、犬歯、小臼歯、大臼歯という４つの種類が存在します。食べ物を噛み切ることに適した切歯、動物の牙のようにとがった犬歯、食べ物をすりつぶしやすい形態の小臼歯および大臼歯、となります。大臼歯２本のさらに奥には第３大臼歯といわれる歯があり、通称は

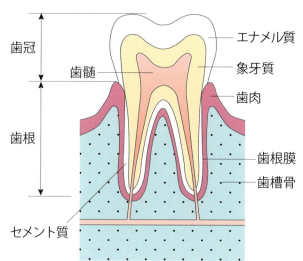

「親知らず」です。

　前項でも少し説明しましたが、「噛む」「話す」時の、口の動きについてより詳しく見ていきましょう。

　口の役割には、食べる（噛む）、しゃべる（話す）などがあります。いずれの場合も、口を開けたり閉じたりしますよね。では、その仕組みはどうなっているのでしょうか。

　鏡の前で口を開け閉めすると、下アゴしか実際には動いていないことがわかります。つまり、上アゴは頭蓋骨と一体となっているのに対し、下アゴの骨は別の骨なのです。両耳の下辺りに、下アゴと上アゴをつなぐ関節（顎関節）があります。筋肉によってこの下アゴを動かすことにより、ご飯を食べたり、話したりが可能となっているのです。

　また、発声や咀嚼に欠かせない、もう1つの重要な器官が「舌」です。舌は筋肉のかたまりです。

　噛む動きのメカニズムは実は非常に複雑です。下アゴの動きは、決してドアの開閉運動のようなシンプルなものではありません。下アゴは、開閉するとともに、前後方向、左右方向にも動き、三次元的な動き方をしています。そうすることで、硬いお肉やニラなどの繊維質の多い野菜でもうまくすりつぶして飲み込める状態にまで変えられるのです。

唾液の役割

〈佐藤・辻〉

　デンタルエステは、口腔の健康に対して様々なメリットをもたらすと考えられますが、その中でも、唾液の分泌は口腔内だけでなく全身の健康とも深く関わっています。

　普段、歯科医院で忙しく働いている方々にとって、唾液はバキュームで吸い取らないといけないもの、根管治療等においては汚染の原因というふうに、どちらかというと余計なものと捉えられている存在かもしれません。しかし、健康で快適に暮らす上ではなくてはならない大切なものなのです。デンタルエステでは、マッサージなどを通して唾液の分泌を促すことを目指します。

　食べ物が口腔内に入ると、唾液が分泌されます。唾液は耳下腺、顎下腺、舌下腺という3つの大唾液腺と、頬や唇にある小唾液腺から分泌されます。成人で約1～1.5リットル／日、高齢者では0.5リットル／日の唾液が分泌さ

れ、その分泌量の95％が大唾液腺、なかでも顎下腺が70％を占めます。

唾液は、食べ物が舌に触れると自動的に分泌されます。また実際に食べなくても、食べ物を見たり臭いを嗅ぐだけでも分泌します。それは繰り返しの学習により、脳内にニューロンが作られたことによる条件反射だと考えられています。

唾液はリラックスした時に活発になる副交感神経により調節されているため、リラックスしている時はサラサラした唾液が分泌されますが、運動や興奮、ストレスなどによって交感神経が優位になると粘り気のある唾液が少量分泌されます。

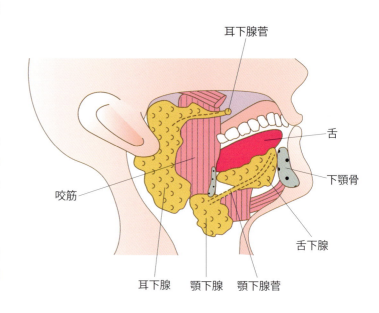

唾液は、大唾液腺（耳下腺、顎下腺、舌下腺）と小唾液腺（頬や唇にある）から分泌される

咀嚼と唾液の関係

〈佐藤・辻〉

　食べ物の塊が喉や食道をスムーズに通過するためには、食べ物を湿らせて、なめらかにする必要があります。普段、食事をする時に、唾液の存在を意識することはほとんどないかもしれませんが、ビスケットや海苔などの乾いた食べ物を食べる時には誰もが唾液のありがたさを感じるのではないでしょうか。

　唾液には、水分以外に「ムチン」といわれる粘液成分が含まれています。このムチンには、食べ物の表面をなめらかにする作用があります。

　さらに、消化酵素の「アミラーゼ」という成分も含まれています。アミラーゼは糖分を分解する役割があり、例えば、ご飯をよく噛むにつれて甘みが出てくるのは、このアミラーゼの力によるものです。甘みを感じることで、さらに唾液が分泌されるといわれており、よく噛んで味わうことで、自然と消化吸収が促進される仕組みになっているのです。

唾液とがん予防

〈佐藤・辻〉

　唾液には、がん予防の効果がある成分が含まれていることも指摘されています。唾液成分の一つである「ペルオキシダーゼ」という酵素は、活性酸素を消去する酵素であり、様々な発がん物質を消去する効果があることが報告されています。

　このペルオキシダーゼを含めて、唾液の中にある約15種類の酵素が、発がん性物質である活性酸素を消していく働きがあるとされています。

　また、先ほど述べましたが、唾液の分泌能力は加齢とともに低下すると言われており、高齢化が進む社会においても、唾液分泌の重要性はさらに高まることが予想されます。

唾液腺マッサージによる唾液分布の主観的評価（n＝99）

年代	よく出る n	よく出る %	少し出る n	少し出る %	出ない n	出ない %
10歳代	2	25.0	6	75.0	0	0.0
20歳代	16	80.0	4	20.0	0	0.0
30歳代	7	53.8	5	38.5	1	7.7
40歳代	9	52.9	7	41.2	1	5.9
50歳代	8	57.1	6	42.9	0	0.0
60歳代	8	42.1	7	36.8	4	21.1
70歳代	3	37.5	4	50.0	1	12.5

唾液腺マッサージにより唾液分泌を認めた者の年代別の割合

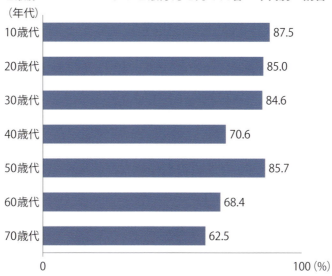

松尾恭子, 川崎裕美. "唾液腺マッサージによる唾液分泌の年齢別比較による高齢者の口腔ケアの課題." 日本職業・災害医学会会誌第66巻 第2号 84.84.8 (2018): 42-4.より

咬筋などの仕組み

〈佐藤・辻〉

　ここでは、咀嚼と関係の深い筋肉について、詳しく見ていきましょう。
　しゃべったり、食べ物を噛んだりする（咀嚼）動きは、下アゴを動かすことによって行います。この時に使われる筋肉が「咀嚼筋」です。下アゴを上アゴに対して上下や左右に移動させることで、歯が食べ物を噛み切ったり、すりつぶしたりできます。

　咀嚼筋はいくつかの筋肉で構成されています。その一つが「咬筋」です。歯を食いしばった時にアゴの外側で硬くなる筋肉のことで、硬い食べ物を噛み砕く時などに働きます。
　また、こめかみの辺りには、下アゴを引き上げてアゴを後方に引く時に働く扇形の「側頭筋」があります。
　さらに、下アゴの内側には「内側翼突筋」という筋肉があり、咬筋や側頭筋と共同して機能します。アゴを前に突き出す時は「外側翼突筋」が働きます。咀嚼筋の力を抜くと、下アゴの重さにより口が開きます。
　また、口を大きく開く場合は、舌骨上筋が主に働き、外側翼突筋もアゴを開きやすいように前方移動します。
　さらに、食べ物を唇でとらえたり、食事中に咀嚼された食べ物を口の奥に押し込むのには表情筋の一部が働きます。表情筋はその名の通り顔面の表情に関係しており、皮膚のすぐ下にあることで感情を表に出す役割も果たしています。
　この他にも、食べ物が口からこぼれないようにする口輪筋と頬筋があります。

　咀嚼筋は他の筋肉と比べると持続性の運動を行います。そのため、ミトコンドリアと呼ばれるエネルギー生産工場がぎっしり詰まっています。咀嚼筋は、食べ物を噛まなくなったり、歯の喪失などによって衰えてしまいます。そういう意味でも、しっかり噛んで食事を摂取することはとても大切なこととなります。

デンタル・フェイスラインの理解

〈服部〉

　エステティックサロンで施術を受けたことがある人は「歯科医院でエステ？」と不思議な感じを持ち、なかなかイメージしにくいかもしれません。

　通常、エステティックサロンのフェイシャル施術は、ファンデーションやアイメイクなどの化粧を全てクレンジングで落とし、それからマッサージを行い、パックをするという流れでケアを行います。ですが、それだとチェアの使用時間やスタッフの拘束時間が90分〜120分となり、全員にそのようなコースを提供したら、本来の目的である治療を希望される方にご迷惑をおかけしてしまいます。そもそも歯科医院に来られる方は、長時間歯科医院でリラックスするつもりで来られないですよね。

　デンタルエステの目的は、「歯の治療の延長で、短時間で歯をきれいに見せる土台である、お肌や顔の形を整える」ことです。

　患者様はその後のスケジュールで、終わってすぐに外へ出られたい方も多いですが、せっかく施術を受けるならしっかりしたマッサージを受けたいという方もいらっしゃいます。そのようなどちらの要望に対しても対応できるように、気軽に提案できてすぐに受けられる短時間のコースと、しっかり施術を受けられる長めのコースがあります。その違いは、マッサージの長さや、クレンジングのあり・なし、目元のケアのあり・なしなどに分かれます。

　そして、デンタルフェイスは短時間で結果を出すために、「リンパの流れを良くしながら筋肉を引き上げる」など、1手技で複数の目的を持っています。1つのことをして、2つの目的が叶うのならば、そのほうが効率的で良いですよね。

　簡単な手技で患者様の理想を叶えるためには、施術者が「何を目的にして、どのように行って、どんな効果・実感があるのか」を、身をもって感じる必要があります。そのためには、デンタルエステの施術を他の人にする前に、施術者自身が筋肉やコリなどの施術部分に触れ、その部分に触れるとどのような感覚になるのかを、実感することが大切です。

　上記のように、短時間で結果を出すためのラインを示した「デンタルフェイスライン」や、自分自身で実感するためのコツを理解しておきましょう。

●ノータッチライン

　アイメイクをしている箇所で、コースによっては触れない部分です。
　ノータッチライン以上の部分をマッサージする場合は、眉毛の上をマッサージして良いか確認しましょう。何も聞かずに眉毛に触れて、終了後に眉毛が摩擦で消えている…という状態になると、お出かけになる患者様を嫌な気持ちにさせてしまいます。
　眉毛は、触れるつもりがなくてもタオルを動かすことで消えることもあるので、お化粧直しができるようにアイブローを準備すると良いでしょう。

☆実感ポイント

　メイクをしている上から、中指で目頭の圧迫をしてみる。圧迫しながらずらすと、眉をこすってしまいアイブローが額に伸びてしまうので、伸ばさないように気をつける。
　額のマッサージをしている時も眉に触れてしまうことがあるので、手の平全体を額に当てて、眉に触れないようにするにはどのくらい上に当てるほうが良いか、試してみよう。

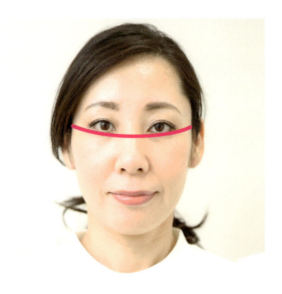

ノータッチラインとその上部に触れる場合は、患者様に確認する

●美ネックライン

耳下から鎖骨の、胸鎖乳突筋前後のラインです。

健康的で元気な人は表情が明るく、顔を合わせた時に相手も幸せな気分になります。逆に首の疲れがあると表情が重くなり、疲れ顔に見えてしまいます。

デンタルエステでは、短時間で首の疲れを軽減させる筋肉マッサージを行います。そして、「女性の美しさは姿勢から」と言われるほど姿勢は美に大切な要素なので、猫背改善はもちろんですが、首の姿勢を正しくすることで、自信のあるエネルギーに満ちた元気な表情作りを行います。

☆実感ポイント

顔を右に向けた時、左耳の下から浮き出る筋肉が、胸鎖乳突筋である。この筋肉を、左手の人差し指、中指、薬指で触れてみる。

耳の後ろ部分の頭に近い箇所は、首コリがあると硬直する部分なので押すと気持ち良いが、鎖骨へ近づくにつれて、喉を圧迫するので息苦しくなる。患者様がリラックスしている時に喉を圧迫してはいけないので、どのくらいの圧が苦しくならないか、左右を入れ替え、いろいろな圧で触れてみよう。

第2章 デンタルエステの理論

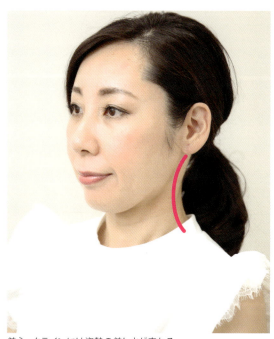

美ネックラインには姿勢の美しさが表れる

●リフトアップライン

　顎の後ろ中央から、下顎角（下顎の端で、エラの部分）下のラインです。
　このラインをしっかり引き上げることで、フェイスラインのたるみケアを行えます。ここがたるみすぎると、いわゆる「ブルドック顔」になります。
　この部分の皮膚が垂れたりむくみが溜まっていると、前から見た時に顔と首の境目がぼやけてみえるので、顔が大きくなり、首が重たく見えて首筋もきれいになりません。口角が下がることでリフトアップラインにも影響するので、口角を上げるマッサージや運動、笑顔作りも必要です。

☆実感ポイント

　右手4指の指腹全体を顎の後ろ（喉仏付近）に優しく当てて、唾を飲み込んでみる。喉が動くのがわかるはず。そして舌を動かしても、この部分が動く。舌を自由に動かしてこの部分をスッキリさせるには、トレーニングも必要になる。
　次に、このたるみに影響する顎下の皮膚を、両手4指の指先で顎中央から下顎角へ向けて引き上げると、フェイスラインが引き上がる。

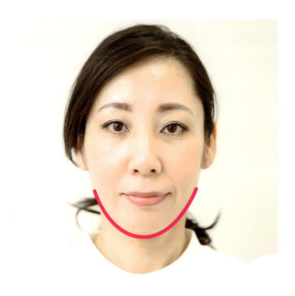

リフトアップラインを整えるには、笑顔作りも有効

●小顔ライン

咬筋からこめかみのラインです。

小顔作りに一番大切な筋肉が、咬筋です。この部分が硬く大きくなってしまうと、エラが張って大顔になり、ゴツゴツした表情になってしまいます。

ただ、柔らかくしたいためにグリグリと強くマッサージしすぎると、かえって筋肉を強くしてしまったり、皮膚を伸ばしてしまいたるみの原因にもなってしまうので気をつけましょう。

咬筋からこめかみは、少し内側に圧をかけながら引き上げると、小顔効果が増します。人によっては痛みが伴う場合があるので、力加減にも注意します。

☆実感ポイント

両手人差し指、中指、薬指を咬筋部分に当て、円を描く。

まずは悪い例でいうと、皮膚だけを触れるイメージで、浅い部分に円を描く。この方法は皮膚だけを伸ばす、患者様にしてはいけないマッサージ法なので、繰り返ししないようにする。

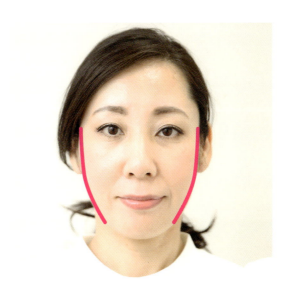

小顔ラインのこわばった筋肉をほぐしていく

次に、奥の筋肉を触れるイメージで、深い部分に円を描く。そうすると、指の感覚、そして咬筋の感覚も、皮膚だけの時とは異なるはず。

筋肉の大きさや硬さによって体感も異なるので、いろいろな人の咬筋に触れて、指の感覚を研ぎ澄ませよう。

●ほうれい線ライン

口角・鼻横から耳横（耳下腺リンパ）のラインです。

ほうれい線が目立ってしまうのは、乾燥・筋肉の下垂、脂肪の蓄積、コラーゲンの減少、紫外線など、様々な原因があります。

深いほうれい線は1度で消えることは難しいですが、ケアを続けることで薄くなることが多いです。また、薄いほうれい線であれば、1度のマッサージでも十分効果を発揮します。

ほうれい線の効果的なマッサージは、皮膚を引き上げ、さらに奥の筋肉を引き上げることです。この部分も皮膚だけを引っ張るようなマッサージをしてしまうと、皮膚が伸びてしまうので、奥深い部分から頬骨のラインに沿ってゆっくり引き上げましょう。

☆実感ポイント

両手中指、薬指の2本を使い、口角から耳横へ向かって、筋肉を持ち上げるように引き上げる。同じように、鼻横から頬骨の下を通り、耳横へ引き上げる。

頬骨の下は表情に動きがない人は凝り固まって痛む場合があるので、痛みがないか確認しながら触れてみる。

ほうれい線ケアは斜め上に引き上げるのが効果的なので、どの方向が効果的なのか、いろいろ試してみよう。

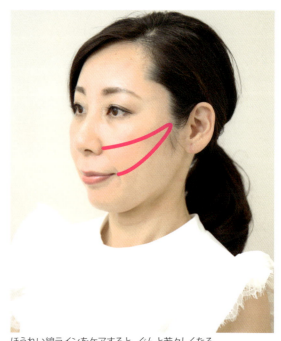

ほうれい線ラインをケアすると、ぐんと若々しくなる

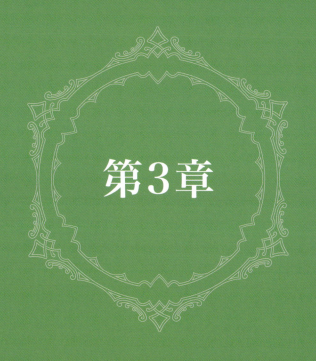

第3章

Chapter 3

デンタルエステ の実践

タオルの使い方

〈服部〉

　マッサージを行う前に、衣服に化粧品などが付かないようにタオルを配置します。

　首元のマッサージをするためには、鎖骨が出るくらい首元が開くのが理想です。服にボタンがある場合は、1〜2個外してもらいましょう。

　タートルネックの服を着られていると、首付け根のマッサージができない場合があるので、脱げる場合は脱いでいただきます。衣服を着たままのほうが良いという場合は、タオルの上からマッサージを行います。

　首元にタオルを入れ込み、準備をしましょう。

●タオル配置

　衣服に合わせて、首元にタオルを入れ込みます。首元が伸びてはいけないので、衣服によっては患者様に確認をしましょう。入れられない場合は、そのままタオルを首元に掛けましょう。

　そして肩が冷えないように、肩にもタオルを掛けます。タオルの中央を左手でつかみ、右手で右肩にタオルを掛け、中央を右手に持ち替えて、左手で左肩にタオルを掛けます。空気が入らないように、隙間にタオルを軽く入れます。

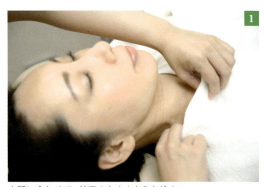
衣服に合わせて、首元のタオルを入れ込む

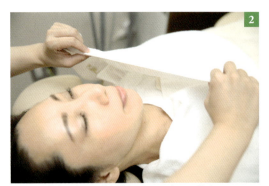
タオルの中央を右手に持ち替え、左手で左肩に掛ける

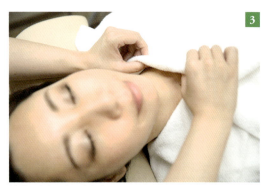
隙間にタオルを入れ込む

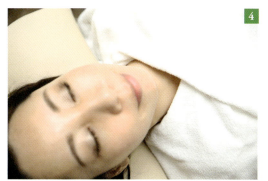
タオルを掛けたところ

●タオルターバン

　患者様の髪の毛に化粧品などが付かないように、ターバンを巻きます。
　ターバンが取れないようにするためには強く巻いたほうが良いのですが、強すぎると前髪に型がついてしまい、終了後にヘアスタイルが乱れてしまうので、適度な圧でターバンを巻くようにしましょう。
　タオル以外に、マジックテープで簡単に早く装着できるヘアバンドもあるので、それらを活用するのも良いでしょう。

①3センチほど折ったタオルを事前に頭部に配置しておく。左手でタオルを持ち、右手で患者様の左側の髪をタオルに入れ込み、左手根でタオルを額中央に固定する。

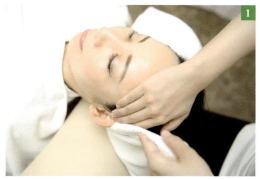
左手でタオルを持ち、右手で左側の髪をタオルに入れ込む

第3章　デンタルエステの実践

②左手で右側の髪を押さえ、右手でタオルを耳にかけ、額中央で固定する。

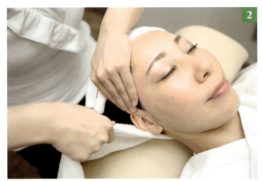
左手で右側の髪を押さえる

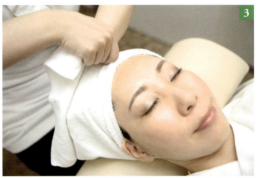
額中央で固定する

③固定しながら、左右親指で折っている部分にタオルを入れ込む。

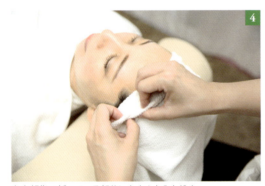
左右親指で折っている部分にタオルを入れ込む

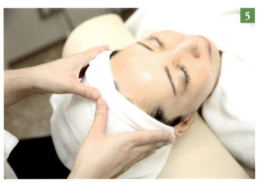
タオルターバンを巻いたところ

コリの確認

〈服部〉

　デンタルエステのマッサージを行う前に、筋肉のコリのチェックを行いましょう。筋肉のコリは、その日の状態によっても違うので、チェックは初回だけではなく毎回行いましょう。患者様も毎回の違いを確認しながら、その日に合ったマッサージをご提供できるのでおすすめです。
　全ての箇所をチェックすると時間が長くなってしまうので、その都度気になる箇所をチェックしましょう。それぞれのポイントとチェック法をお伝え

します。

●咬筋

噛みしめると硬くなる部分で、この部分が凝ると筋肉が張って大きくなり、顔の形が四角になって大顔に直接結びついてしまいます。小顔作りには非常に大切な筋肉です。

その日の歯ぎしりや噛み癖によっても、硬直の加減や筋肉の突っ張り感が変わるので、状態や大きさをしっかりと確認しましょう。

☆チェック方法

両手3指で、耳からフェイスラインの3〜5センチの部分、下顎角の上、それを結んで三角形になる点の3箇所を、それぞれ2回ずつ、ゆっくりと円を描く。コリの大きさや、どの部分が凝り固まっているか、痛みも同時にチェックしよう。

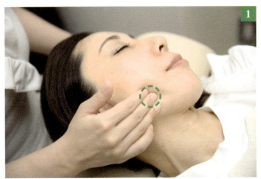
耳からフェイスラインの3〜5センチの部分（1箇所目）

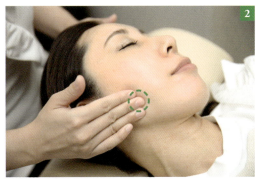
下顎角の上（2箇所目）

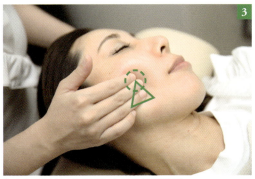
先の2点を結んで三角形になる点（3箇所目）

● 頬筋周辺

この周辺の筋肉は、ほうれい線に関わる筋肉です。表情を作るための筋肉が下垂し、細くて弱い筋肉になってしまうと、皮膚の張りをキープする力が弱くなり、シワの原因になります。

☆チェック方法

両手4指を頬骨に引っ掛けるようにして、頬を2回引き上げる。そして、ほうれい線が薄くなると、筋肉が下垂していた証拠。同時に痛みもチェックしよう。

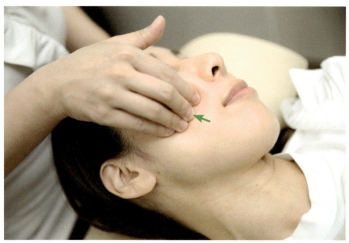

4指を頬骨に引っ掛けるように、2回引き上げる

●胸鎖乳突筋

この筋肉が硬直すると、左右に顔を傾けた時に首の前面が張り、重く感じます。そして首も回りにくくなり、首コリ、ストレートネックの原因にもなります。

☆チェック方法

顔を左右どちらかに傾け、耳の下から鎖骨までの3箇所を2回ずつ、4指で圧迫する。筋肉のコリや張っている部分、太さをチェックする。首は太い血管が通っているので、圧迫しすぎないように注意しよう。

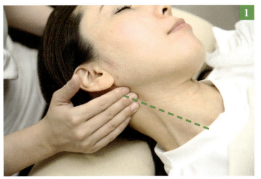

耳の下（1箇所目）

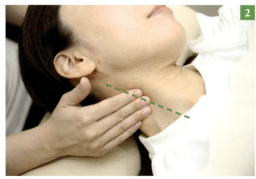

鎖骨方向へ進んだ箇所（2箇所目）

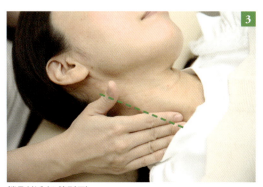

鎖骨付近（3箇所目）

●後頭部、首の付け根

　この辺りの筋肉は、目を使うと動く筋肉があるので、目の疲れに直結します。目が疲れると、顔の表情が暗くなったり老け顔に見えたりします。
　首の付け根のコリをほぐすことで、目の疲れが取れて目がパッチリと開き、若々しいお顔作りにつながります。

☆チェック方法

　顔を左右どちらかに傾け、中指と薬指で首の付け根に触れて、少しずつ動かしながら３箇所を２回ずつ、どこが硬直しているのかチェックしよう。ストレッチすると気持ち良い箇所なので、筋肉を伸ばしながらチェックすると良い。

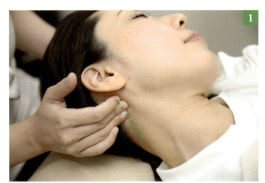
耳の後ろ付近（１箇所目）

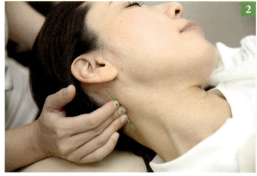
首の後ろ、下方向に進んだ箇所（２箇所目）

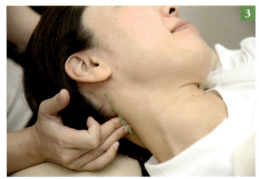
さらに首の後ろ、下方向に進んだ箇所（３箇所目）

●僧帽筋

首から背中に向けて位置する広い範囲の筋肉ですが、肩こりの時は主に上部をマッサージします。首の付け根部分の僧帽筋が張っていると、首が太くなり顔が大きく見えてしまいます。

☆チェック方法

両手母指で首の付け根から広げるように3箇所を2回ずつ同時に圧迫し、コリの程度と首の太さを確認する。僧帽筋は他の箇所に比べると、マッサージの力を強くしても気持ち良いと言われやすい箇所である（個人差はある）。僧帽筋で痛みの加減もチェックしよう。

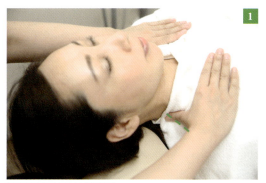

首の付け根付近（1箇所目）

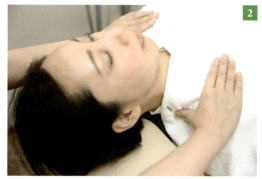

肩先方向に進んだ箇所（2箇所目）

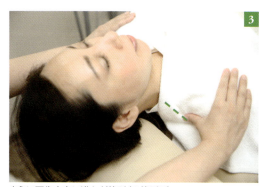

さらに肩先方向に進んだ箇所（3箇所目）

● 側頭筋

　側頭筋は咀嚼筋であり、下顎とつながっているので、噛むことでコリにつながってしまいます。側頭筋を上げると、フェイスラインが引き上がります。

　歯ぎしりをする方は特に硬直してしまうので、朝起きても側頭筋が疲れていて、頭に疲れが残ってしまいます。

☆チェック方法

　耳の上を4指の指腹で引き上げて、フェイスラインが動くのかをチェックする。さらに円を描きながら少しずつずらして3箇所を2回ずつ、どのくらい硬直しているのかチェックしよう。

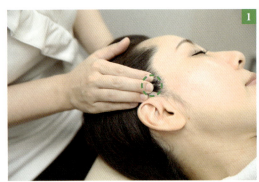
耳の上（1箇所目）

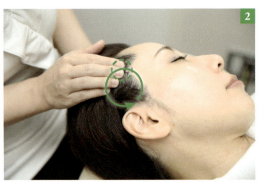
円を描くように、斜め上へ移動した箇所（2箇所目）

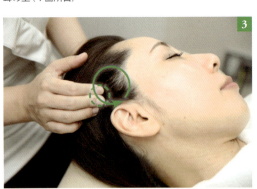
さらに円を描き、斜め下へ移動した箇所（3箇所目）

基本技術について

〈服部〉

●ダブルプッシュ法

　ダブルプッシュ法とは、通常1回圧迫するのにプラスして「1、2～、1、2～」の「2～」を「強」にしてリズム良く2回圧迫する方法です。これをすることによってリズム良くマッサージができ、また触れる範囲が広くなり、より多くの筋肉を捉えることができます。

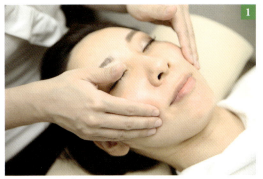

「1、2～」のリズムの「1」

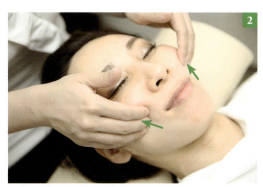

リズムの「2～」で強く圧迫

●4指バウンド

　4指バウンドとは、皮膚の上を4指でバウンドするように圧迫する手技です。深い筋肉に触れるように行います。リンパ節に刺激を与えリンパの流れを良くすることと、筋肉を柔らかくするために行います。

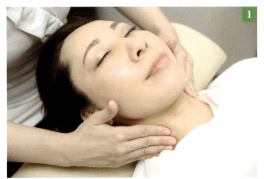

4指で圧迫してから

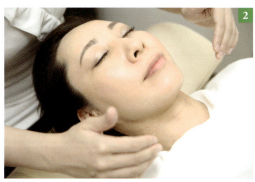

手をバウンドさせる

第3章　デンタルエステの実践

●手にローション塗布をする理由

　マッサージを行う時は、ローション（化粧水）を少し手に取り水分を含ませてから行います。

　その理由は、もし施術者の手が汗ばんできた場合、何も付けていなければベタベタして患者様に不快な感覚を与えてしまうからです。逆に乾燥している施術者の場合は、患者様の水分を奪ってしまうこともあります。事前に水分を含ませておくと、それらの問題を解消できるのでおすすめです。

　その時は患者様に「お肌に栄養を与えるために、ローションを少し手に塗布してからマッサージを始めますね」と伝えておきましょう。少しの量なら化粧の上からマッサージしても気になりません。

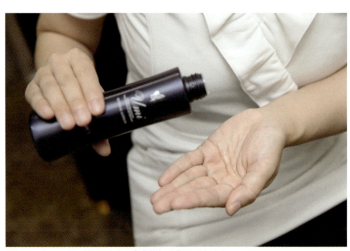

手にローションをつけることを、患者様にも伝えておきたい

各部位ごとの手技

〈服部〉

●ヘッドマッサージ（5分）

デンタルエステのヘッドマッサージは、下顎につながっている側頭筋を引き上げることでフェイスラインの引き上げにつながり、さらに目と額につながる前頭筋を引き上げることで額のシワ改善や目元の引き上げにもつながります。そのように、頭をスッキリさせるだけではなく、顔を引き上げるためにも行うのが、ヘッドリフトアップマッサージです。

①頭全体を、5本指の指腹を使ってダブルプッシュ。髪の生え際中央、側頭筋、頭頂部付近の3箇所を行う。〔×10回ずつ（2分）〕

☆ココがポイント

指先で行うと刺激が強くなるので、指腹を使う。圧は強すぎないように注意。

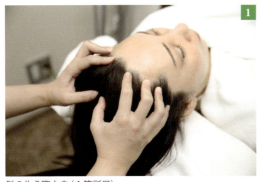

髪の生え際中央（1箇所目）

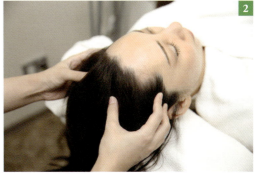

側頭筋付近（2箇所目）

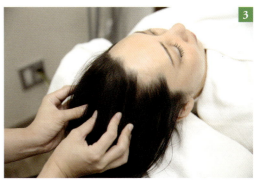

頭頂部付近（3箇所目）

第3章 デンタルエステの実践

②人差し指、中指、薬指の3指の指腹で、側頭筋を3回円を描きゆっくり強擦。耳上、その後ろ、こめかみ横の3箇所を行う。〔×5回ずつ（2分）〕

☆ココがポイント

頭皮（表面）ではなく、側頭筋（少し深めの箇所）に触れてマッサージする。

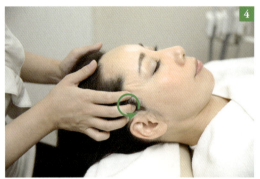
耳の上（1箇所目）

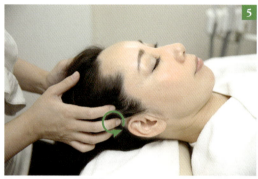
耳の上の後ろ（2箇所目）

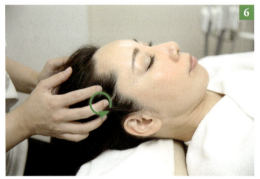
こめかみの横（3箇所目）

③4指で髪の生え際中央を引き上げ2秒固定、百会へ向かって流してリフトアップを行う。中央から2〜3センチずらし、側頭筋へ向けて合計3箇所を行う。〔×3回ずつ（1分）〕

☆ココがポイント

髪の毛に引っかからないように気をつける。

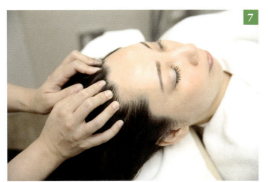
1箇所目。4指で髪の生え際中央を引き上げ、2秒固定する

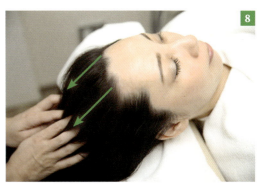
百会へ向かって流していく

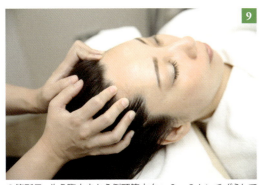
2箇所目。生え際中央から側頭筋方向へ2〜3センチずらして同様に

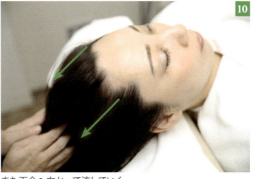
また百会へ向かって流していく

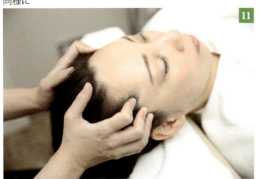
3箇所目。さらに側頭筋方向へ2〜3センチずらして同様に

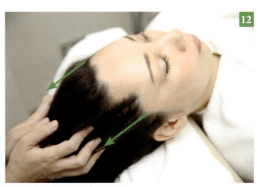
また百会へ向かって流していく

●ほうれい線と咬筋のマッサージ （10分）

　ほうれい線は、誤ったケアを行うとかえって目立つ場合もあるので、マッサージには注意が必要です。

　フェイシャルケアは首のケアを先に行うことで、顔への代謝が良くなり効果が高まるので、首・鎖骨周辺のリンパや筋肉にもしっかりアプローチしましょう。

　フェイスラインは、顎下の皮膚がたるむことで大顔に見えてしまうので、たるみの原因になっている顎下をリフトアップさせます。クレンジングをする場合は、クリームを塗布したほうが引き上げやすくなります。クリームを使用しない場合は、皮膚を伸ばさないように注意しましょう。

①左右の４指で、鎖骨上中央寄り、鎖骨上外側寄り、首中央の３箇所に、ゆっくり４指バウンドを行う。〔×３回ずつ（１分）〕

☆ココがポイント

のどの部分は触れないようにする。衣服がある場合はタオルの上から行う。

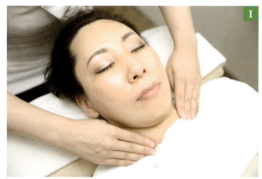

1箇所目。鎖骨上の中央寄りを圧迫して

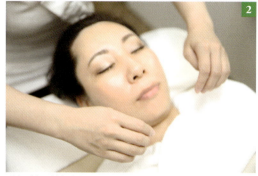

手をバウンドさせる

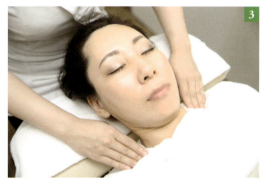

2箇所目。鎖骨上の外側寄りを圧迫して

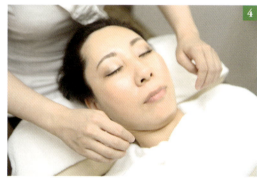

手をバウンドさせる

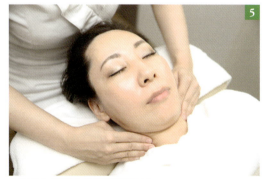

3箇所目。首の中央付近を圧迫して

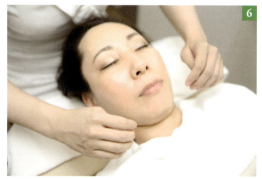

手をバウンドさせる

②ローションを手に塗布し、顎中央からフェイスラインに沿って3箇所、口角から耳下腺リンパへ3箇所、鼻横からこめかみへ3箇所、必要に応じて額中央からこめかみへ3箇所、顔全体にも4指バウンドを行う。〔×3回ずつ（1分）〕

☆ココがポイント

ローションは必要な時に調整して塗布する。筋肉に触れることを意識しながら行う。

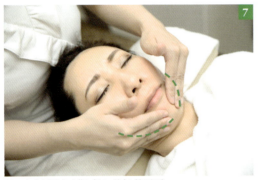

顎の中央付近を4指バウンド（1箇所目）

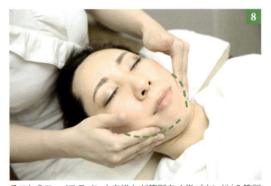

そこからフェイスライン上を進んだ箇所を4指バウンド（2箇所目）

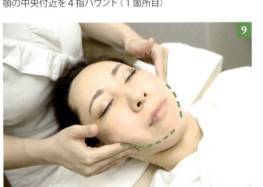

さらにフェイスライン上を進んだ箇所を4指バウンド（3箇所目）

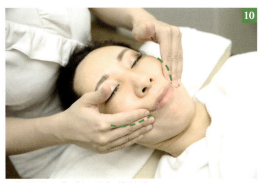
口角付近を4指バウンド（1箇所目）

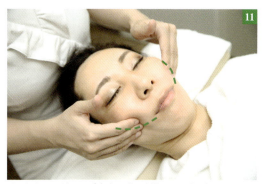
そこから耳下腺リンパ方向へ進んだ箇所を4指バウンド（2箇所目）

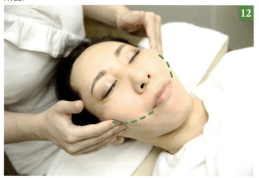
耳下腺リンパ付近を4指バウンド（3箇所目）

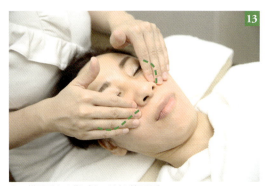
鼻の横付近を4指バウンド（1箇所目）

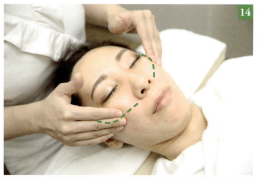
そこからこめかみ方向へ進んだ箇所を4指バウンド（2箇所目）

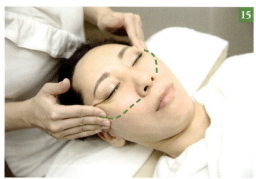
こめかみ付近を4指バウンド（3箇所目）

第3章 デンタルエステの実践

③顎中央を、親指と、人差し指・中指で挟み、親指は固定し、2指をダブルプッシュ。顎下の筋肉を4箇所緩める。フェイスラインを挟むように行う。
〔×3回ずつ（1分）〕

☆ココがポイント

喉に近くなると苦しいので、骨に近い部分を行う。

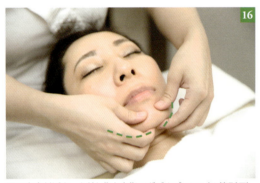
顎の中央付近を、人差し指と中指でダブルプッシュ（1箇所目）

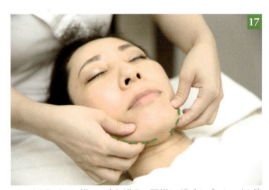
フェイスラインに沿って少し進み、同様にダブルプッシュ（2箇所目）

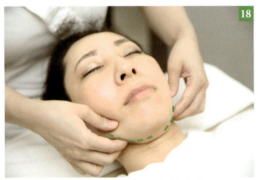
さらに少し進み、同様にダブルプッシュ（3箇所目）

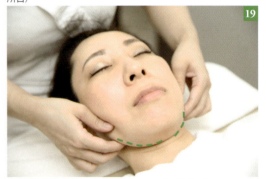
さらに少し進み、同様にダブルプッシュ（4箇所目）

④顔を左に傾け、左手は左こめかみに添える。右手の３指で硬直している咬筋の、耳からフェイスラインの３〜５センチの部分、下顎角の上、それを結んで三角形になる点、の３箇所を緩める。半円を描くように引き上げながら行う。〔×10回ずつ（２分）〕

☆ココがポイント

咬筋を弛緩させる重要な手技である。患者様によって、咬筋の大きさや硬さが異なるので、３箇所は筋肉の大きさに合わせて行う。硬い部分をチェックして、痛みを確認しながら行う。

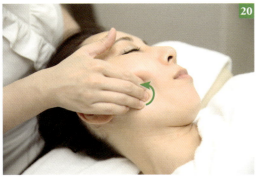

耳からフェイスライン上を３〜５センチの部分（１箇所目）

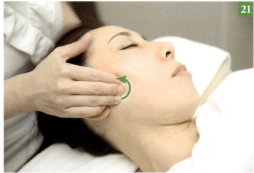

下顎角の上（２箇所目）

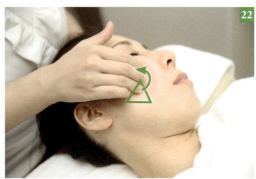

先の２点を結んで三角形となる点（３箇所目）

⑤咬筋から頬骨、顎から頬骨を左右交互に、半円を描くようにリフトアップ。
〔×10回ずつ（1.5分）〕

☆ココがポイント

　手汗が気になる場合は、ここで再度、化粧水を手に足す。頬骨でしっかり固定をすると、リフトアップ効果が高まる。

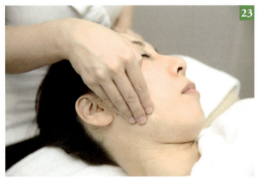
咬筋付近から

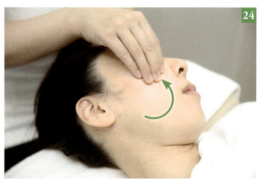
頬骨付近へ

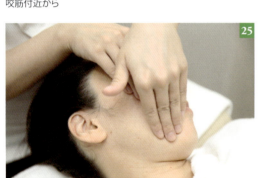
顎から

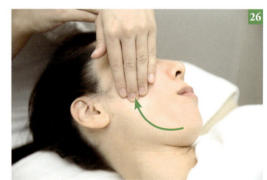
頬骨付近へ

⑥上記の④〜⑤を、左側も同様に行う。〔3.5分〕

⑦最後は3指で、顎中央から咬筋、咬筋からこめかみへ引き上げる。〔×3回〕

☆ココがポイント

クリームを塗布しない場合は滑りにくいので、途中で指を離して数回に分けて引き上げても大丈夫。

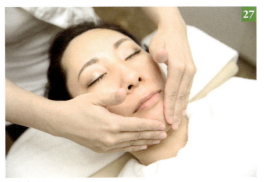
顎中央から

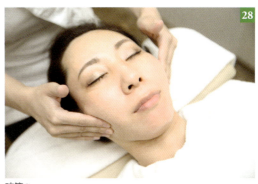
咬筋へ

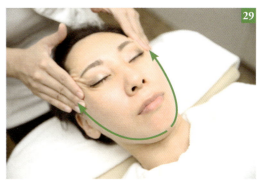
さらに、こめかみへ引き上げていく

●首のマッサージ（5分）

首には、筋肉、リンパ、血液、神経など、細い部分に様々な機能が密集しているので、デリケートでありながらしっかりとケアをする必要がある箇所です。

現代人はスマホやパソコンを使用する時間が増え、首のコリに悩む人が多くなってきました。首を的確にマッサージすると、首が楽になるだけではなく、目がスッキリとして爽快感が生まれます。

そして「首は年齢が表れる」と言われるように、いくら顔をきれいにしていても、首のシワで老け顔に見えてしまいます。マッサージと同時に栄養を届け、若々しいネックラインに整えましょう。

①顔を左に傾け、左手は左の頭部に添えておく。右首の僧帽筋を後頭骨部分から鎖骨まで、右手母指で横方向に場所を変えながら5箇所強擦。少し場所をずらして2列行い、筋肉を緩ませる。左側も同様に行う。〔×5回ずつ（2分）〕

☆ココがポイント

横方向に2センチほど動かすと、気持ちよく筋肉にアプローチできる。

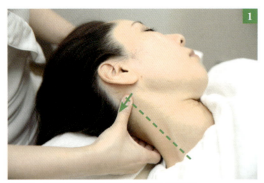
1列目。右首の僧帽筋の後頭骨付近（1箇所目）

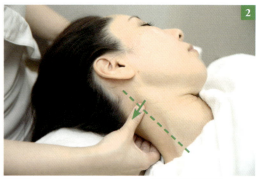
後頭骨付近から鎖骨方向に少し進んだ箇所（2箇所目）

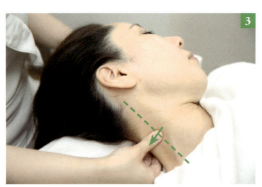
さらに鎖骨方向に少し進んだ箇所（3箇所目）

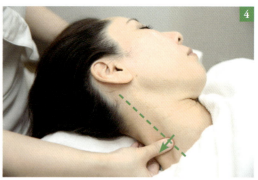
さらに鎖骨方向に少し進んだ箇所（4箇所目）

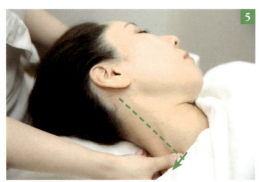
僧帽筋の鎖骨付近（5箇所目）

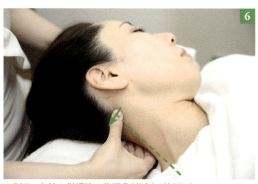

2列目。右首の僧帽筋の後頭骨付近（1箇所目）

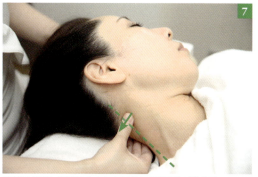

後頭骨付近から鎖骨方向に少し進んだ箇所（2箇所目）

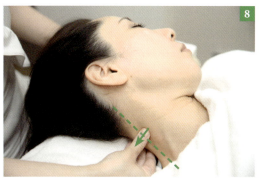

さらに鎖骨方向に少し進んだ箇所（3箇所目）

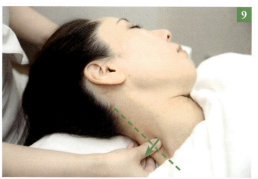

さらに鎖骨方向に少し進んだ箇所（4箇所目）

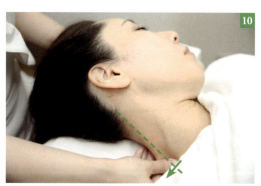

僧帽筋の鎖骨付近（5箇所目）

②顔を中央に戻し、左右の親指で首の付け根を左右に広げるようにストレッチ。少しずつ場所をずらしながら3箇所行う。〔×10回ずつ（1分）〕

☆ココがポイント

　手の力ではなく、体重をかけて圧迫する。立って行うほうがしっかりストレッチできる。

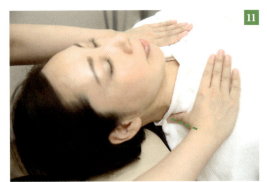

左右に広げるようにストレッチ。首の付け根付近（1箇所目）

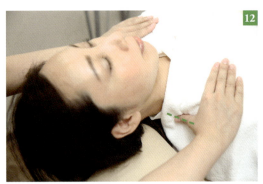

首の付け根から少し肩先に進んだところ（2箇所目）

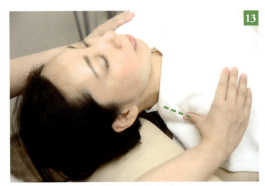

さらに少し肩先に進んだところ（3箇所目）

●額と目の周りのマッサージ（5分）

額にできる横向きのシワは、前頭筋の動きにより皮膚がたるんで、形成されてしまいます。前頭筋は目の上から位置しているため、額を引き上げることで横向きのシワを改善するだけではなく、目がパッチリと開いて大きくなります。施述後に、まつ毛が上に上がって見えると、まぶたがリフトアップされている証拠です。

眉間のシワは、皺眉筋が内側に寄ってできてしまうので、眉毛に触れて良い場合は、引き上げながら左右へ伸ばしましょう。

目の疲れを取ると頭もスッキリするので、体感が増して患者様の満足度も向上します。

①額中央からこめかみに向けて、左右母指で2～3センチずつほど、3回に分けて流す。生え際、中央、眉上の3ラインを行う。〔×10回ずつ（2分）〕

☆ココがポイント

指先ではなく、指腹を使って行う。

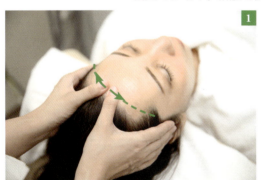

髪の生え際ラインの額中央（1箇所目）

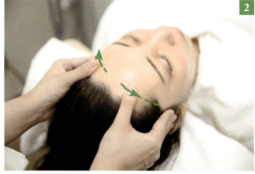

こめかみ方向に2～3センチ進んだ箇所（2箇所目）

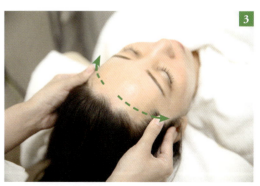

こめかみ付近（3箇所目）

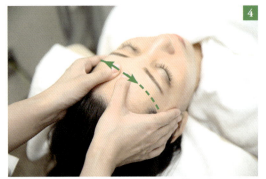
髪の生え際と眉上の中間ラインの額中央（1箇所目）

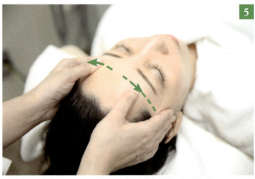
こめかみ方向に2〜3センチ進んだ箇所（2箇所目）

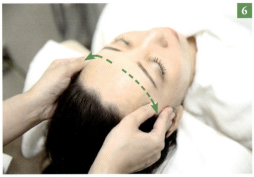
こめかみ付近（3箇所目）

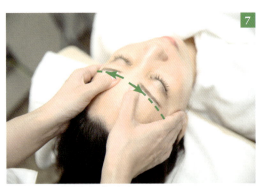
眉上ラインの額中央（1箇所目）

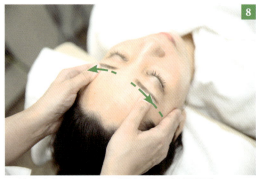
こめかみ方向に2〜3センチ進んだ箇所（2箇所目）

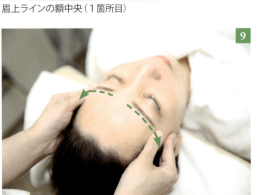
こめかみ付近（3箇所目）

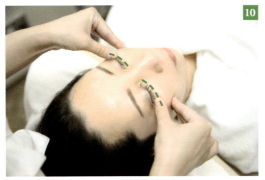
目の下を母指で圧迫。目尻の下（1箇所目）

②眉毛への施術がＯＫの場合。目尻から目の下3箇所を、母指で圧迫。眉毛を挟み、目頭から3箇所、皺眉筋を引き上げる。こめかみを2指で引き上げ、目尻を上げる。〔×3回（1分）〕

眉毛への施術がＮＧの場合。目尻から目の下3箇所を母指で圧迫。こめかみを2指で引き上げ、目尻を上げる。〔×5回（1分）〕

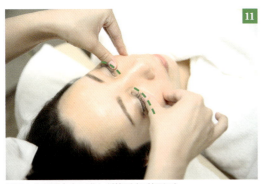
目尻から目頭方向に進んだ箇所（2箇所目）

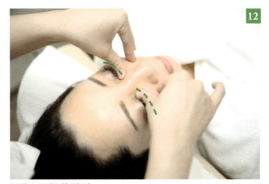
目頭の下（3箇所目）

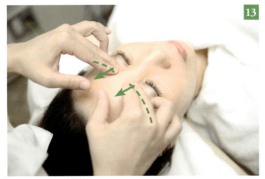
眉毛の施術可の場合のみ。皺眉筋の目頭の上（1箇所目）

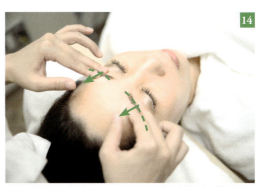
眉毛の施術可の場合のみ。目尻方向に進んだ箇所（2箇所目）

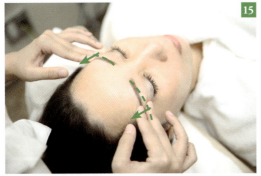
眉毛の施術可の場合のみ。目尻の上（3箇所目）

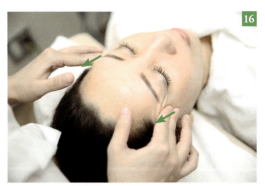
こめかみを引き上げ、目尻を上げる

第3章 デンタルエステの実践

☆ココがポイント

事前にカウンセリングで、眉毛に触れて良いかお聞きしておく。目の下の施術は、クマが気になる方に効果的。目から遠いと頬になってしまうので、目の下から離れすぎないように、そして強すぎないように注意する。

③左手で右こめかみをプッシュし、額中央の方向へ3箇所、額全体を引き上げる。左右交互に行う。〔×5回ずつ（2分）〕

☆ココがポイント

手の平を密着させると、引き上げ効果が高まる。

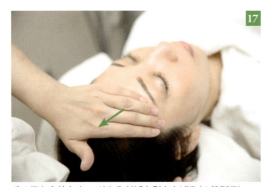
手の平を密着させ、こめかみ付近を引き上げる（1箇所目）

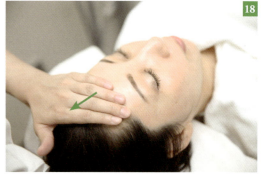
同様に、額中央に少し進んだ箇所を引き上げる（2箇所目）

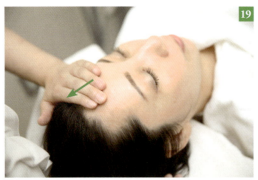
同様に、額中央付近を引き上げる（3箇所目）

手技の仕上げ

〈服部〉

●クレンジング、拭き取り（10分）

事前にコットン、スポンジを温めておきます。コットンやクレンジングなどは、患者様の顔の上では作業をしないようにしましょう。

①両手の平にクレンジングをなじませ、顎から口元、頬、鼻の順に引き上げながら塗布し、4指でノータッチラインまで全体に塗布する。

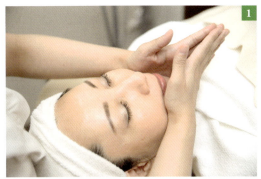

顎から口元

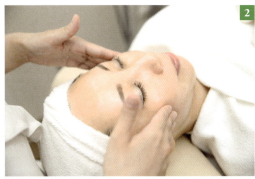

頬付近

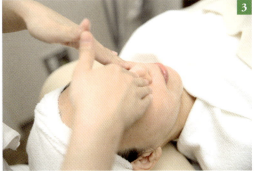

鼻付近

②顎から手の平を密着させ、引き上げながらクレンジングとメイクを馴染ませる。〔×10回〕

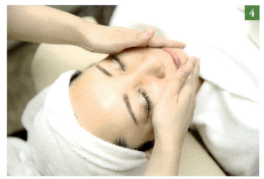
顎から手の平を密着させ、引き上げるように

③中指と薬指で、ほうれい線のラインを往復する。引き上げる時に圧をかける。〔×10回〕

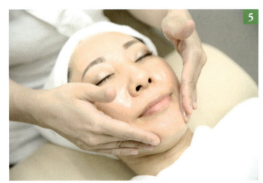
ほうれい線のラインを往復。下から

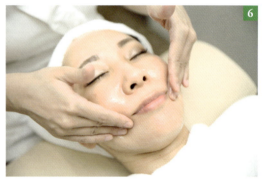
上に向かって

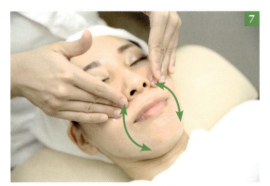
小鼻の横まで。引き上げる時に圧をかける

④顎を中指と薬指でらせん軽擦、チョキの手で口元を左右交互に軽擦、4指で頬をらせん軽擦、中指で鼻と鼻筋にクレンジングを馴染ませる。〔×10回ずつ〕

メイクとクレンジングがしっかり馴染んでいない場合は、これらを繰り返す。

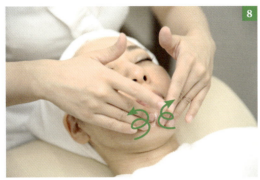
顎を中指と薬指でらせん軽擦

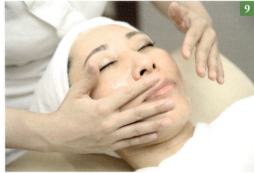
チョキの手で口元を軽擦。中央から

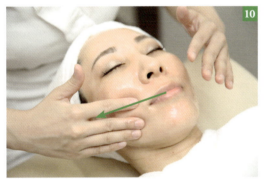
外側に向かって行う（左右交互に）

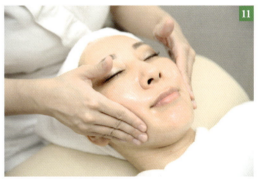
4指で頬をらせん軽擦

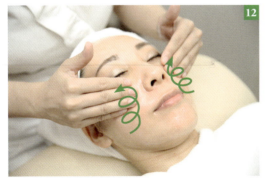
頬全体をらせん軽擦

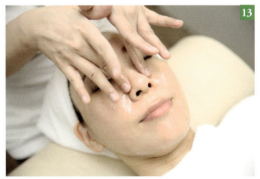
中指で鼻と鼻筋に馴染ませる

⑤再度、顎から手の平全体で引き上げる。〔×5回〕

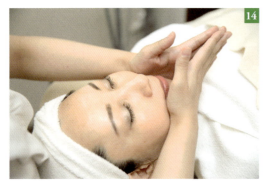

手の平全体で、顎から

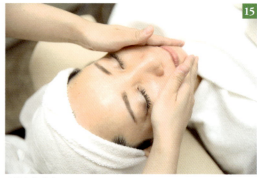

こめかみ方向へ

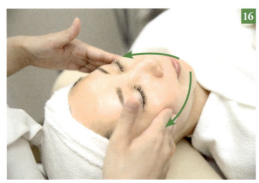

引き上げる

●スポンジ拭き取り

①スポンジを4指で挟み、顎、咬筋、頬の3点を圧迫しながら拭き取りする。
〔×2回ずつ〕

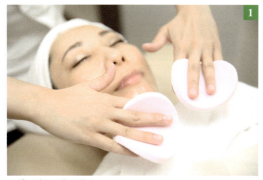
スポンジを4指で挟む

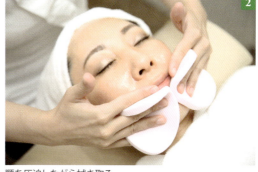
顎を圧迫しながら拭き取る

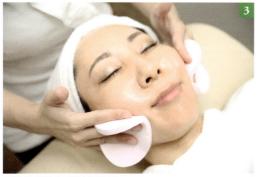
咬筋を圧迫しながら拭き取る

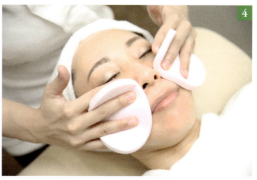
頬を圧迫しながら拭き取る

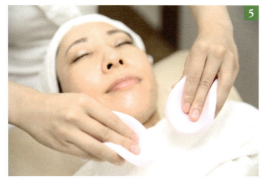
スポンジを持ち替える

②スポンジを人差し指と中指で拭くように持ち替え、きれいな面で、顎、口角、鼻横、目の下の4ラインを、外側に向けて拭き取る。常にきれいな面を出すようにスポンジをずらしながら行う。

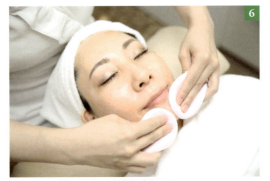

1ライン目。顎のラインを外側に向かって

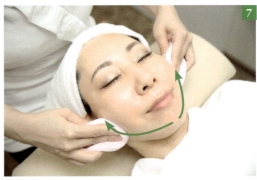

拭き取る

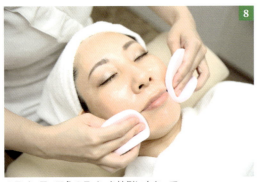

2ライン目。口角のラインを外側に向かって

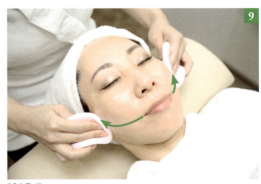

拭き取る

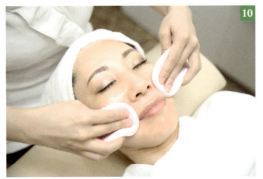

3ライン目。鼻横のラインを外側に向かって

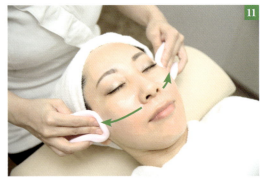

拭き取る

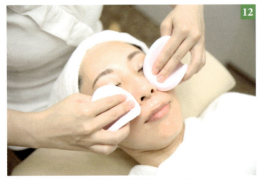

4ライン目。目の下のラインを外側に向かって

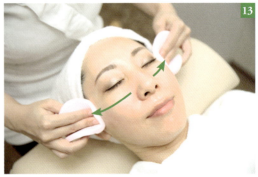

拭き取る

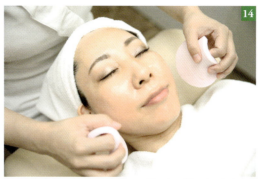

常にきれいな面を使えるように、スポンジをずらしながら行う

③顎中央、鼻の下、小鼻、目の下など、細かい部分を拭き取る。

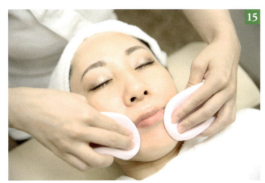

顎中央の細かい部分を拭き取る

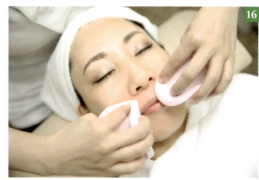

鼻の下の細かい部分を拭き取る

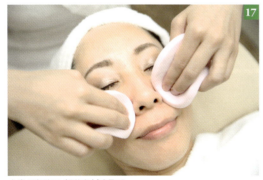

小鼻の細かい部分を拭き取る

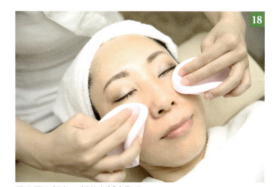

目の下の細かい部分を拭き取る

④スポンジを取り替え、2度拭き取ってメイクとクレンジングをしっかり取り除く。

※それぞれ実技の時間と回数は目安です。各手技の動く速さによって時間が変わるので、調整して練習してください。

第3章 デンタルエステの実践

79

歯茎マッサージ・咬筋マニピュレーション

〈佐藤・辻〉

　ここからは、口腔内、口腔外からのアプローチの方法をお伝えします。

　お口の周辺には約40箇所のツボがあるとされており、事前に患者様にこのことをお伝えしておくことで、施術の付加価値を高めることができます。

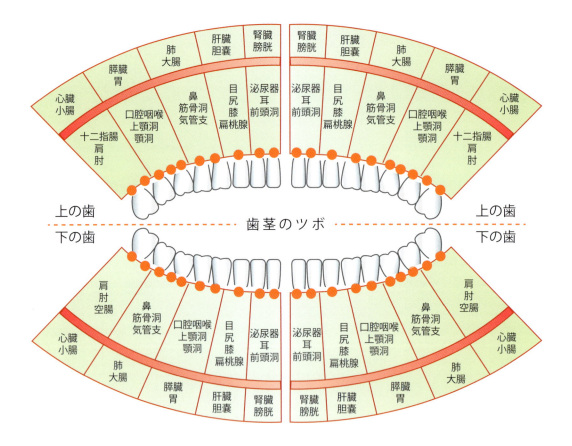

　でははじめに、口腔内マッサージについて説明していきます。

　具体的な施術方法の前に、その目的と効果を確認しておきましょう。口腔内マッサージを行う目的は、凝り固まった口輪筋をほぐすことにより機能回復を促し、リフレッシュ効果を高めて、「また施術を受けたい」と感じていただくことです。

　口腔内マッサージには大きく３つの効果があります。

・効果１：歯肉の活性化
・効果２：唾液分泌の促進
・効果３：リフレッシュ効果

　まず、歯肉の活性化について見ていきましょう。

　現在、日本人の成人のおよそ８割は、程度の差はあるものの、歯肉炎や歯周病にかかっているというデータがあります。歯周病は、歯と歯茎の境目にある歯周ポケットにある病原菌が歯を支える骨を溶かしてしまう病気です。進行すると骨が減り、歯を支えきれなくなって、歯がグラグラするようになり、やがては抜けてしまいます。

　歯周ポケットにある汚れを除去することが何より大切ですが、体自身が持つ免疫機能を高めることも大切です。そのために、歯周ポケットのある歯肉をマッサージによって活性化することも、免疫力を高める一環として期待できるでしょう。お口にある約40個のツボを意識しながら、マッサージを行いましょう。

　続いて２つ目の効果である唾液分泌の促進です。

　唾液腺は、組織の大きさに基づいて、さらに大唾液腺と小唾液腺とに分けることができます。大唾液腺には耳下腺、顎下腺、舌下腺が含まれます。

　小唾液腺は口腔全体にわたって分布しており、粘膜や筋組織内に米粒あるいはアズキ粒ぐらいの大きさの腺組織の集合体として存在しています。そのため、口腔内をマッサージで刺激することで、小唾液腺からも唾液分泌が促進されます。年齢とともに唾液の分泌量は減少するため、特に中高年の方への効果が期待できます。

　そして、歯肉マッサージの３つの効果、それがリフレッシュ効果です。

　現代人は仕事のストレスに加えて、パソコンやスマホなどに同じ姿勢のまま向かい続ける時間が増えています。その際、気づかないうちに歯をくいしばっている人が少なくありません。

　唾液腺を刺激しながら粘膜を広げるマニピュレーションや口輪筋のストレッチなどの歯肉マッサージによって、お口の中もリラックスさせてあげることで、リフレッシュ効果をもたらすことができます。実際に当院においても歯肉マッサージは人気が高く、継続的に施術を受けておられる方が多数いらっしゃいます。

　では、実際の施術説明に入る前に、歯茎の特徴を理解しておきましょう。

第3章　デンタルエステの実践

まず、歯肉は大きく分けて厚いタイプと、薄いタイプがあります。

　また、歯肉退縮といって、歯茎が下がっているケースも少なくありません。歯肉退縮していると、歯の弱い面が露出するため虫歯のリスクが高くなります。歯科医院専売品には、歯肉退縮に適したフッ素を含んだジェルもありますので、このようなタイプのジェルを使用することがおすすめです。

　また、歯肉の回復に働きかける成分を含むジェルもあり、歯肉炎の症状がある場合には、引き締まった健康な歯茎となるよう改善効果が期待できます。

　また、事前準備として爪を短く切るようにしましょう。爪が伸びていると患者さんが痛みを感じてしまうため注意が必要です。

　次にグローブを装着します。その際、ゆるみがないかチェックしましょう。ゆるみがあると、術者の感覚が鈍ってしまい、また、患者さんも不快に感じてしまいます。

　患者さんに使用するフェイスタオルも、素材や柔らかく香りの良いものを使用するよう配慮してください。

　初めに、施術中に唇が乾燥して切れたりしないように、リップセラムをロールコットンで口角から口角に一筆で塗布します。このリップへの処置は、患者様からとても高い評価を受けていますので、必ず実践しましょう。

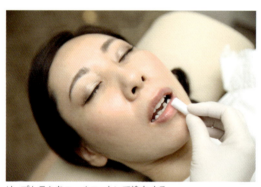

リップセラムをロールコットンで塗布する

それでは、具体的に歯肉のどの部分をマッサージするかを解説します。主に、齦頬移行部（歯肉と頬粘膜の境目）、歯間乳頭部（歯と歯の間の歯茎）の2箇所を中心にアプローチしていきます。この他、口腔前庭や口輪筋のストレッチも行います。

　歯肉マッサージで使用する部分は、人差し指の爪と腹の間に位置する先端部分と、指の腹の2箇所を使います。途切れのない、流れるような動きをしながら、的確な場所にしっかりと圧をかけてメリハリ感をつけることがポイントです。

　そして、歯肉マッサージでは指を歯列にしっかり沿わせるので、ジェルは指の第二関節まで絡めておきます。1回の施術で使用するマッサージジェルの量は、枝豆大を目安に指に取ります。歯肉退縮などの状態を見極めた上で、患者さんに適したジェルを使用します。

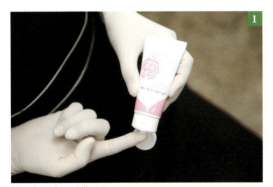
枝豆大のジェルを指に取る

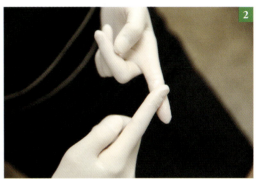
第二関節まで絡めておく

　指全体にジェルを絡めることができたら、始点に置きます。ここで注意が必要なのは、いきなり口の中に指を入れないことです。急に口の中に指が入

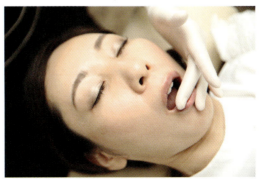
患者様に声をかけてから、始点に指を置く

第3章　デンタルエステの実践

83

ってくると、患者様はびっくりしてしまいます。開始前には「軽くお口を開けてください、お口を楽にしてください」とお声がけをしてください。

また、マッサージが終わるまでは、患者様がリラックスできるよう話しかけることは控えます。目元をタオルで隠されていると、五感の中の聴覚が敏感になっているため、優しくお声がけすることが大切です。

左手薬指の先をオトガイ部にそっと触れて、中指で下唇にそっと触れ、少しお口を開きます。患者様に心地よく感じていただくためには、的確な場所にしっかりと圧をかけたり、強弱をつけたりすることが大切です。

また施術をする側も、ゆったりした気持ちでリラックスし、焦りやイライラといったネガティブなエネルギーを取り除いておく必要があります。大切な人をマッサージするように施術を行います。

続いて、次の4種類の歯肉マッサージの方法を紹介します。

- らせんマッサージ
- 歯間乳頭マッサージ（頬側）
- マニュピレーション
- 口輪筋マッサージ

●らせんマッサージ

らせん状にマッサージを行うもので、ポイントは指の腹を使うことです。指には力を一切入れず、なでるように、肘全体をゆっくり動かしていきます。

事前に、始点と終点を明確に意識しておくことが大切です。始点を置いたところに素早く右手の人差し指を入れて、左下の最後臼歯の遠心まですべらせます。最後臼歯遠心辺りで30グラム圧でツボを押し、そのまま１１中央まで戻し、約3秒間押します。

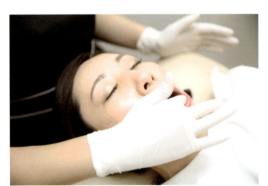
指の腹を使い、力を入れずにゆっくり動かしていく

上顎右側	上顎左側
87654321	12345678
87654321	12345678
下顎右側	下顎左側

そこから、最後臼歯の遠心まで、上から下のらせん状にゆっくりと動かしていきます。最後臼歯まで行ったら、中央まですべらせて、左手人差し指に差し替えて、反対側の最後臼歯遠心まですべらせ、同様に行っていきます。

　右下が終わったら、続いて上顎を施術します。上顎の施術に移る前に、必ず下の最後臼歯まですべらせてからそのまま上顎に上がり、上顎１１の中央の歯間乳頭部のツボを３秒ほど押します。

　そこを始点に、らせん状に左上最後臼歯までゆっくり動かし、最後臼歯遠心でツボを３秒間押します。上顎１１の歯間乳頭まで戻って、そのまま下顎１１の中央に指を下ろします。左手人差し指に切り替えて、下顎１１間のツボを３秒押します。

　その後、右下最後臼歯までまっすぐすべらせて、そのまま上顎に上がり、上顎１１中央まできます。上顎１１の歯間乳頭を押して、らせん状に右上最後臼歯までゆっくりと動かし、最後臼歯遠心のツボを３秒間押します。

　最後臼歯遠心から上顎中央までまっすぐ戻り、下顎の１１の中央に下がります。らせんマッサージは、齦頬移行部から歯間乳頭の間で大きく回転させるイメージを心がけてください。

●歯間乳頭マッサージ（頬側）

　歯間乳頭マッサージのポイントは、指の先の部分を使うことです。らせんと違って、少し圧迫するように強めに押してメリハリ感をつけます。

　マッサージの順番は、らせん状マッサージの時と一緒です。指を歯肉から離さずに、横にスライドさせながら、３秒ずつ少し強めに押していきます。押した時の圧の目安は60グラム圧で、加圧、減圧、低圧の３段階で、歯間乳頭が白くなるぐらいがちょうど良い強さになります。

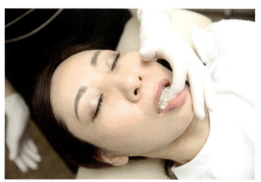

指の先を使い、少し強めに押していく

第3章　デンタルエステの実践

85

●マニュピレーション

　オーラルマニュピレーションは、唇の内側と、齦頬移行部の下から唇の底部、頬粘膜の深層筋をほぐすマッサージです。口腔前庭を広げるように、ゆっくりと大きく回します。上唇小帯の部分に対しては、指を縦に起こします。

　まず、右手人差し指で下顎前歯の歯間乳頭を3秒押し、左下7番までまっすぐすべらせます。続いて、遠心から下顎中央までゆっくり押し広げながら動かします。遠心から中央まで5回繰り返していきます。外側に伸ばす感じで、強さは30グラム圧を目安に行います。

　常に始点と終わりを決めて行うと、施術を受ける側は心地良く感じられます。

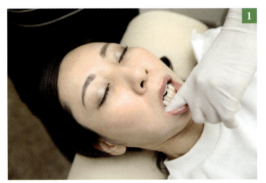
口腔前庭を広げるように、ゆっくりと大きく回す

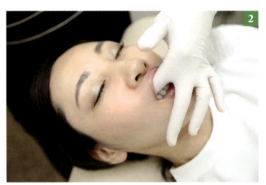
上唇小帯の部分に対しては、指を縦に起こす

●口輪筋マッサージ

　口輪筋マッサージのポイントは、指をカギ状にして、伸ばすように引き上げていくことです。

　口輪筋は顔面の20数個ある表情筋の一つで、口の周りにあって口唇を閉じたり口先をとがらせたりする働きをします。普段決まった動きしかしないため、凝り固まっていることが多く、口輪筋マッサージをすることで機能回復が促されてスッキリします。また、リフトアップの効果も期待できます。

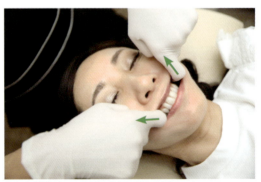
指をカギ状にして、伸ばすように引き上げていく

実際の施術は、両手人差し指を下顎１１の齦頬移行部辺りに置いて、口腔前庭から口輪筋の内側に沿って、ゆるやかに上方に広げていきます。上方まで到達したら、指をカギ状にして引っ張ります。

　上顎の３番辺りで３秒ほど、次に２番辺り、最後に１１、小帯の両脇で軽く持ち上げ、そのまま下ろして終了です。同じ動作を３回行っていきます。

　歯肉マッサージが終わったら、唇についているリップクリームを水で濡らしたコットンで優しくふき取ります。左側の口角から右へ、優しくていねいにふき取っていきます。強く押し付けないように優しく触れる感じで行います。

　その後、うがいをしていただきます。

　どの施術も指を入れ替える時は、離さずになめらかに行うことを意識してください。途中でジェルやペーストが少なくなってきたら、各自で判断して追加してください。唾液が多い場合は排唾管で吸います。

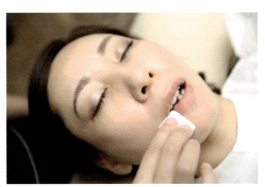

水で濡らしたコットンで、リップクリームを優しくふき取る

第3章　デンタルエステの実践

リップエステ

〈佐藤・辻〉

　最後に、唇を対象としたリップエステについて説明します。
　唇には、解剖学的に次のような5つの特徴があります

- 皮脂腺・汗腺がないため、皮脂膜ができない
- 皮膚の構造が粘膜に近く、角質層が未発達である
- メラニン色素がきわめて少ない
- 皮膚が薄いため、透明度が高い
- 角質が不完全である

　お肌の再生が28日周期であるのに対し、唇の再生は3～5日と非常に早い周期となっています。唇の老化は20歳頃から始まるといわれ、40歳時のターンオーバーは6週間といわれています。このように、体の他の部位にはない性質があるため、注意が必要です。
　乾燥や縦じわ、くすみなどのお悩みを抱えながら解決策がわからないという患者様が多いため、リップエステはとても喜ばれるメニューとなっています。
　Beauteでは、オーガニック原料から作られたリップスクラブやリップセラムを用いています。薬物ではないため、副作用の心配もありません。また、リップエステは、歯科助手などの無資格者でも施術が可能です。
　リップエステの施術の流れを説明します。

①クレンジング。専用のホットクレンジングジェルをコットンに浸し、唇に付着している口紅や汚れを除去する。

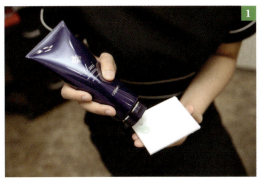
専用のホットクレンジングジェルをコットンに浸す

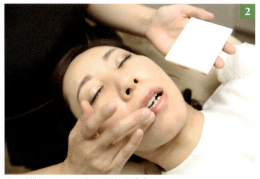
唇に付着している口紅や汚れを除去

②スクラブにてマッサージ。薬指でスクラブを適量取り、円を描くようにマッサージして、角質を柔らかくしていく。順番は、薬指でらせんの動きを3回、続いて、親指と薬指でつまむ動きを3回、そして、薬指での指圧を3回行う。

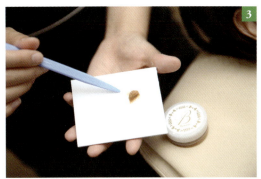
オーガニック原料から作られたリップスクラブ

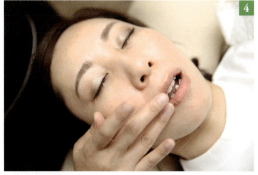
薬指で円を描くように、らせんの動きを3回

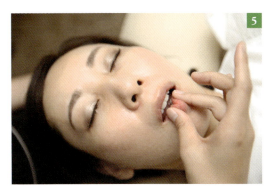
親指と薬指でつまむ動きを3回

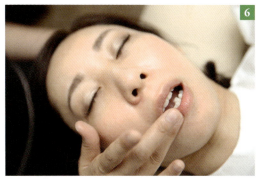
薬指での指圧を3回

③ぬるま湯に浸したコットンで拭き取り、ティッシュオフ。

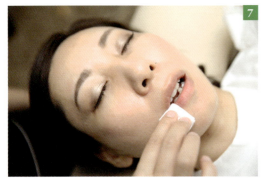
ぬるま湯に浸したコットンでふき取る

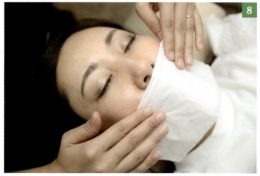
ティッシュオフ

④リップセラムでマッサージ。スクラブの時と同様に、薬指でらせんの動き
　を3回、続いて、親指と薬指でつまむ動きを3回、そして、薬指での指圧
　を3回行う。

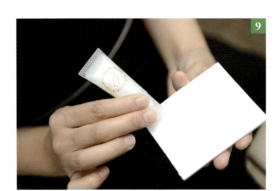
オーガニック原料から作られたリップセラム

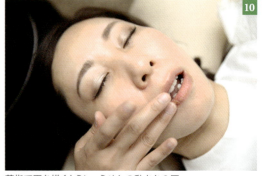
薬指で円を描くように、らせんの動きを3回

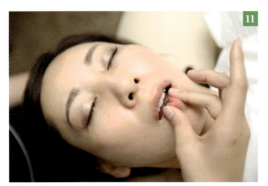
親指と薬指でつまむ動きを3回

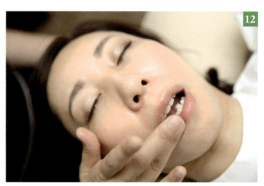
薬指での指圧を3回

⑤リップシート（ラップ）を唇に載せ、3〜5分間パックを行う。

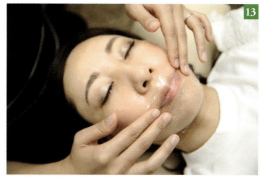

リップシート（ラップ）でパックする

⑥ぬるま湯に浸したコットンでふき取り、ティッシュオフ。

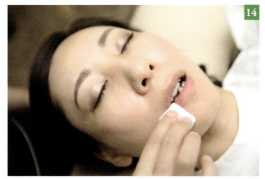

ぬるま湯に浸したコットンでふき取る

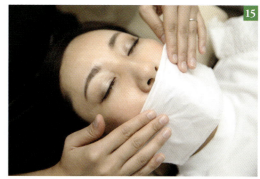

ティッシュオフ

⑦リップセラムを塗布して終了となる。この間の施術所要時間は20〜30分。

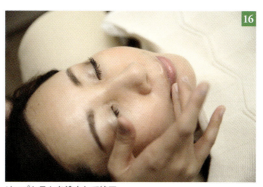

リップセラムを塗布して終了

第3章 デンタルエステの実践

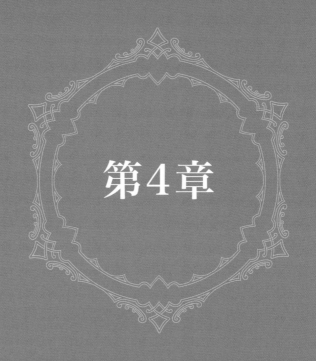

Chapter 4

カウンセリング、接遇(おもてなし)

感動される歯科医院に

〈服部〉

　第1章で述べたように、歯科医院がコンビニよりも多くなっているこの時代に生き残るためには、今までのように治療だけでは難しくなってくることは安易に想像がつきます。

　その対策の1つとして、デンタルエステは患者様の満足度を上げるツールとなり得るわけですが、デンタルエステを導入するにあたり必要となってくるのが、カウンセリング力と接遇です。接遇とは、患者様に対するサービス、言葉遣い、接客態度、おもてなし全てを意味します。

　歯科医院に行くことで、歯が健康になって当たり前、きれいになって当たり前です。それにプラスする付加価値が、今後の歯科医院経営の大きなカギになるでしょう。

　筆者が提唱する「過ぎる美学®」の考え方は、「良いサービスはやり過ぎるくらいがちょうど良い」という美学です。普通のことをしていても、感動される歯科医院にはなれません。きれいになり、今までにない感動を与えられると、患者様の人生にまで影響する医院となれます。

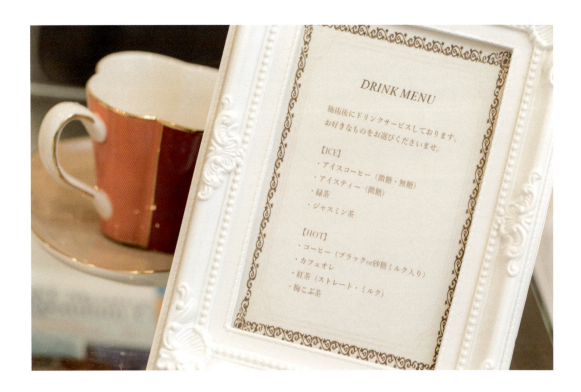

実際、きれいになって笑顔が明るくなり、人生が変わったという方は多くいらっしゃいます。このように、患者様の人生を変えられるような医院になるためには、やり過ぎるくらいのサービスを意識すると良いでしょう。

　様々な業界でおもてなしの強化がされていますが、そもそもおもてなしとは何でしょうか？　あなたが目の前の人におもてなしをしようと考えた時、何をしますか？　考えてみてください。
　患者様の場合、来院時間を快適に過ごしていただけるようドリンクを用意しますか？　部下の場合、新しい仕事を覚えてもらうためにわかりやすい資料を用意しますか？
　そう、これには正解がないのです。おもてなしは、おもてなしをしようと思う心から始まります。まずはスタッフ全員でどのようなおもてなしをするのか、ミーティングなどの時間を取って考え、それぞれの考えや気持ちを発表し行動することで、接遇スキルが上がります。

おもてなしの定義

〈服部〉

　エステティックサロンでは、おもてなしを強化しているサロンが多く存在します。その心は、茶道の世界から取り入れています。
　茶道家は美味しいお茶を点ててお客様をもてなしますが、そのために掛け軸をかけ、お花を生けます。美味しいお茶を飲んでいただくために、一番の目的であるお茶にこだわるだけではなく、書道と華道の知識も身につけるのです。これは古くから受け継がれている根強い日本人のおもてなしの心が表

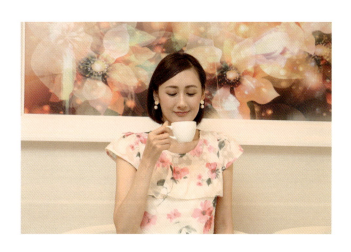

れています。

　歯科医院は患者様の歯の治療を行うので、「医療従事者」として患者様に接しているのが通常です。ですが、これから益々、サービス業の要素が加わっている歯科医院が増えるので、これからおもてなしを強化するためには、接遇に関しての考えをガラリと変える必要があります。

　本書では、医院やサロンでのおもてなしについて、以下のように定義します。

①物をもって成し遂げる。
②表裏なしの心で患者様を出迎え、最高のサービスをご提供するよう準備する。

●物をもって成し遂げる

　物理的なおもてなしです。これはただお客様に物をプレゼントすることや、医院全体をきれいにするというわけではなく、様々なアイデアが生かされます。

・ウエルカムカード、ボード

　簡単で、なおかつ、経費もあまりかけずにすぐ実行できるのが、ウエルカムカードやボードです。事前に予約でお名前をお聞きし、初めて来られた時にお越しいただいた感謝の気持ちを文字で表します。

　簡単なことですが、初回に緊張して来られる患者様にとっては、気持ちが和んで安心していただけるツールとなるのでおすすめです。

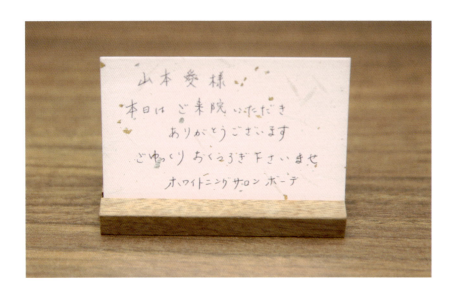

・インテリア

　一昔前は、歯科医院へは虫歯になったら行く、歯の調子が悪くなったら行くというのが普通でした。最近では予防歯科も普及し、以前より歯のメンテナンスをする人も増えましたが、まだまだ生活習慣にまではなっていません。

　デンタルエステを導入すると、「悪い箇所を治す」という目的ではなく、「さらに美しくする」という目的に変わります。そのため、患者様の来院回数が増えるので、飽きられない医院作りが必要になります。

　季節によってお花を変えたり、模様替えをしたり、POPを変えたり、様々なおもてなしの工夫を盛り込み、お客様に来院することを楽しんでいただきましょう。

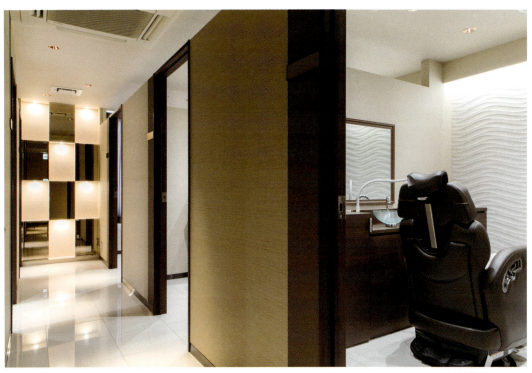

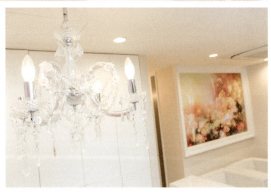

●表裏なしの心でお客様を出迎え、最高のサービスをご提供するよう準備する

　患者様の来院は、歯科医院にとっては毎日の業務ですが、患者様にとっては「特別な」時間、「遠く別な」空間です。

　表裏のない素直な気持ちでお客様が来られることを考え、おもてなしを行いましょう。

・特定の人を思い、おもてなしを考える

　筆者のサロンでは、スタッフがおもてなしを自由に考えられるように、「好きなおもてなしを考え、500円までなら自由に使っても良い」と決めています。

　例えば、誕生日が近いお客様がいるとハンカチをプレゼントしたり（そのためにハンカチやハーブのサシェ等、300円までのギフトを常に用意）、お礼をすぐに伝えられるよう可愛い絵ハガキを準備したりしています。簡単にアレンジができるおもてなしグッズを用意すると、行動がしやすくなります。

　雨の日に来られた人に、タオルを貸して差し上げるのもおもてなしです。目の前の人に何をすれば喜んでいただけるのかを常に考えると、患者様の満足度が高まり、医院に笑顔が増え、空気感が良くなります。

・空間作り

　空間作りは、院内に飾りつけをしたり、POPを準備したり、アロマオイルで香りを楽しんでいただいたり、様々な工夫で良い空間が生まれます。

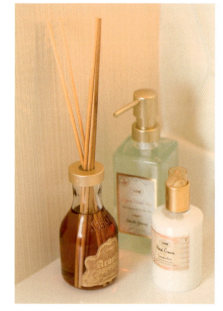

　ですが、空間作りの基本となるのが、清掃＝クリンネスです。医院全体の掃除はもちろんのこと、一つ一つのアイテムを徹底してきれいにします。インテリアでお花を飾っていても、ホコリが被ってしまうとせっかくのお花が台無しです。隅々までチェックし、ホコリをきれいに取り除きます。

　患者様が施術後に美しくなった状態を見る、鏡も常に清潔にしましょう。メイクルーム、お手洗い、各部屋のミニ鏡、全て指紋が付いていないように、ガラスクリーナーできれいに拭き取ります。

　日々たくさんの患者様が来られると、夕方には待合室の本が乱れたり、部屋に髪の毛が落ちたり、ゴミ箱にゴミが溜まったりと、朝のきれいな空間から比べると汚れ

てしまう場合が多いです。常にクリンネスを気にかけ、気づいた時に気づいた人が清掃するようにスタッフ全員で取り組みましょう。

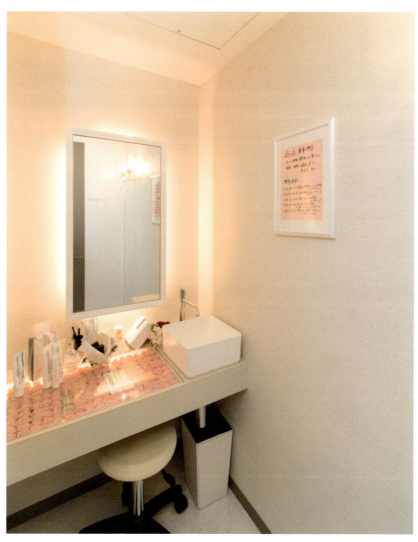

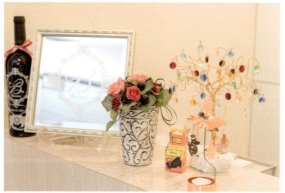

第4章 カウンセリング、接遇(おもてなし)

身だしなみ

〈服部〉

「人の印象は見た目で9割が決まる」と言われるように、身だしなみは非常に大切です。美しさを求めるデンタルエステでは、患者様から「このスタッフに施術して欲しい」と思われる身だしなみが必要です。

　ネックレスが長くて、マッサージ中、患者様に当たってしまうといけませんし、耳に大きなピアスを着けていると、それだけで見た目がとても気になります。アクセサリーは派手すぎず、着けていても違和感がなく、不快に思われないデザインのものにしましょう。

　髪型とヘアカラーも、印象の良し悪しに大きく関わります。髪は耳から垂れないようにスッキリまとめ、肩より長い場合は束ねておきます。ロングヘアの場合は束ねても後ろ髪が前に垂れてしまうので、できれば夜会巻きなどで後ろ髪もまとめましょう。

　クリニック内では制服を着用しますが、スカートの場合はストッキングもしくは清潔な靴下・サンダル等を着用しましょう。足元は気づかれないようで、よく見られている箇所です。キッズ対象のクリニックなど目的がある場合は除いて、キャラクターなどの靴下は控え、制服に合った履物を選びましょう。

　ヘアカラー、制服、履物などの身だしなみに関わることは、スタッフ全員で統一することが望ましいです。例えば、キャビンアテンダントや警察官などを想像すると、きっちりとしたイメージを持たれると思います。見た目を統一することで、サロン内が引き締まり、清楚なイメージになるので、身だしなみのマニュアルを作成し、毎朝チェックを行いましょう。

お出迎え

〈服部〉

　来院される患者様には、毎回笑顔でお出迎えをします。挨拶は、人と人とのコミュニケーションを築く始まりです。明るい声で挨拶をしましょう。

　忙しい医院では、スタッフが医院内を小走りになりがちです。患者様が来られた時は、お越しいただいた感謝の気持ちが伝わるよう、忙しい時でも一旦立ち止まり、ご挨拶をします。

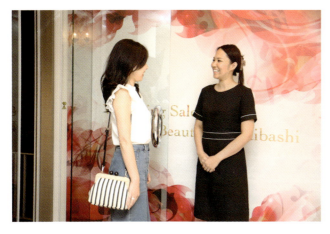

あるエステサロンでは、初回のご来店時に予約の10分前からサロンの前でお客様をお待ちしています。来られた瞬間に、心からお出迎えしている気持ちが伝わり、ドアの前からお会いすることで、初回の緊張感がほぐれます。

スタッフの私語にも注意が必要です。見られていないからと言ってコソコソと笑い話をしていると、患者様が「何か言われているのではないか？」と不快な気持ちになる場合があるので、私語は慎み、業務連絡の場合も声量に気をつけましょう。

ラグジュアリーサロンではお客様のカバンをお持ちすることが多いですが、歯科医院の方針や導線にもよるので、医院に合ったお出迎え方法を考えましょう。

カウンセリングシートとペン

〈服部〉

カウンセリングシートを患者様に書いていただく医院は多いと思います。初回来院されてすぐに目に付くカウンセリングシートの紙とボールペンにこだわると、医院の第一印象が良くなります。

普通紙に印刷されたカウンセリングシートに事務用ボールペンで書き込むよりも、分厚めのきれいな紙に印刷されたカウンセリングシートにキラキラボールペンで書き込むほうが、受ける側の気持ちと医院へのイメージがぐんとアップします。

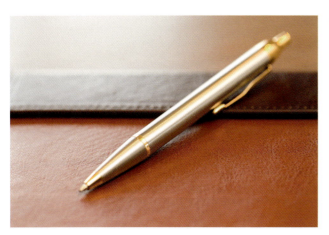

シートを挟むバインダーも、汚れた安っぽいバインダーでは、これから美しくなるイメージが損なわれます。少しのこだわりが大きなイメージに変わることもあるので、細部のおもてなしにも目を向けましょう。

第4章　カウンセリング、接遇（おもてなし）

デンタルエステ プレカウンセリング

〈服部〉

　患者様が抱えるお悩みと施術者が思うキレイのご提案は、決して同じとは限りません。筆者が構築した「愛し愛されカウンセリング®」の目的は、以下の通りです。

・絶対的な信用を一度で築き上げる
・プレカウンセリングで次回の予約を取る

　患者様の美の理想に合ったご提案をすると、施術前のトークだけで次のケアが必要と感じ、あとは結果が出たら予約を取るだけ、という状態までになります。プレカウンセリングは、短時間で患者様の気持ちをいかに"聞き出せるか"がポイントです。
　例えば、見た目でシミが多く、施術者は美白ケアを提案したいが、患者様はほんの少しのシワが気になるなど、見た目と患者様の気持ちは異なる場合があります。患者様のお悩みに寄り添い、ご提案しましょう。
　プレカウンセリングは、次のような流れで行っていきます。

①患者様の今の状態、お悩みをカウンセリングシートに沿って聞き出す
②お悩みに対して、なぜそうなっているのかを分析し、必要なケアを伝える
③当日のコースの流れ、使用する化粧品を伝える
④ケアすると結果がどうなるのかを伝える
⑤写真を撮る

　それでは、上記の流れを一つ一つ解説していきましょう。

●患者様の今の状態、お悩みをカウンセリングシートに沿って聞き出す

　カウンセリングシートを記入していただいたら、施術前のプレカウンセリングを行います。エステティックのケアは、お客様のゴールを設定し、その過程を提案することが必要です。カウンセリングシートは、患者様の大切なお身体の情報です。シートに沿って必要事項を丁寧にお聞きし、ゴールを設定しましょう。

ボーテ式デンタルエステ®カウンセリングシート

年　　　月　　　日　　NO.

お名前

お誕生日　　　年　　　月　　　日　　　歳

お手数ですがアンケートにお答えください。

当クリニックはどのようにお知りになりましたか？
□当医院施設を見て　□街頭看板・広告
□パンフレット・チラシ・ダイレクトメール・ホームページ
□紹介（ご紹介者名　　　　　　　　　　　　様より）
□その他（　　　　　　　　　　　　　　　　　　　　　　　　　）

体調：好調・風邪気味・不調　　　　　**持病**（　　　　　　　　）
体質：冷え性・貧血・低血圧・高血圧・便秘・下痢・生理痛・喘息
　　　　ケロイド体質・アトピー・皮膚疾患（　　　　　　　　　）
　　　　アレルギー（　　　　　　　　）　　　その他（　　　　　）
常用薬：なし・あり（ピル・その他　　　　　　　　　　　　　）
コンタクトレンズ：なし・着用　　　**まつ毛エクステ**：なし・あり
生理：順調・不順　　　　　　　　　**妊娠の可能性**：なし・あり
睡眠：平均（　　　　）時間　　　　**熟睡**：できる・できない
性格：快活　神経質　楽天的　積極的　消極的　その他（　　　）
健康食品・サプリメント等（　　　　　　　　　　　　　　　　）
化粧品かぶれ：なし・あり（メーカー・成分等　　　　　　　　）

気になるお悩みやあてはまることに、○を付けてください。
　　　　顎のコリ・歯ぎしり・食いしばり・口が開けにくい・肩こり・首コリ・
　　　　乾燥・シミ・シワ・たるみ・毛穴が広い・血色が悪い・クマ
　　　　その他（　　　　　　　　　　　　　　　　　　　　　　）

マッサージの力加減のご希望：弱い・普通・強い・わからない

ご要望：お口のケアに関して詳しく聞きたい・綺麗になりたい・
　　　　　癒されたい・とにかく疲れを取りたい・楽しく過ごしたい・
　　　　　静かに過ごしたい・特になし・その他（　　　　　　　　）

施術前後の写真撮影：希望・希望しない
施術結果写真　SNS掲載：許可・目を隠せば許可・不可

※お客様の体質・お体の状況によっては施術をお断りする場合がございます。
※皆様の安全のために何卒ご理解とご協力をお願い申しあげます。
※お客様個人のトラブルにおいては一切責任を負えませんのでご了承下さいませ。
※お伺いした個人情報は安全に管理し事前にお客様の同意を得ることなく第三者に提供致しません。

第4章　カウンセリング、接遇（おもてなし）

103

ただ話をするだけではなく、会話の中で「聞き出す」ことが大切です。患者様のことを考えて、必要な情報をお伝えし、的確なケアをご提案することで信用が生まれます。
　シートの各項目ごとのポイントは、以下のようになります。

・「クリニックはどのようにお知りになりましたか？」について
　患者様のご来店のきっかけをお聞きしてデータを集めると、今後の集客に役立ちます。ホームページやSNSで来られた場合は、どのようなワードで検索されたのかもお聞きしましょう。

・「体調」……「風邪気味」「不調」の場合
　マッサージをすることでリンパを刺激し、菌が体を巡り体調が悪化することがあります。マッサージをすることで体調が良くなることもありますが、体調が優れない場合は事前に説明をし、心配な場合は施術をお断りしましょう。

・「体質」……「冷え性」の場合
　低体温は、様々な不調をもたらします。体内の酵素や腸内細菌などが不活

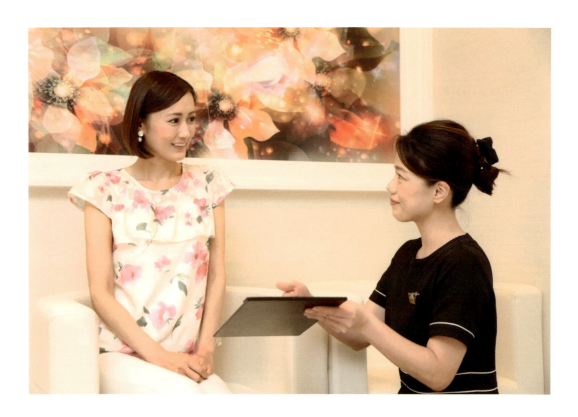

性になり、美肌作りやダイエットにも悪影響です。冷え性の方は、体を温めるケアをおすすめしましょう。

・「体質」……「貧血」「低血圧」「高血圧」の場合

　状態がひどく薬を飲んでいる場合は、マッサージの効果が出にくい場合があります。その他の薬を飲んでいる場合も同様なので、その旨を患者様にお伝えしましょう。

・「体質」……「便秘」「下痢」の場合

　便秘は体内に老廃物が溜まってしまうので、お肌にも影響します。便秘や下痢がひどい方は、お腹を温めて腸内細菌を増やすサプリメントなどをおすすめし、腸のケアをお伝えしましょう。

・「体質」……「生理痛」の場合

　生理痛がひどい場合は、薬を飲んでいる方が多いです。ピルを含め、ホルモンに影響する薬はむくみや吹き出ものにつながるので、エステの効果が出にくい場合があります。

・「体質」……「喘息」の場合

　施術中に咳が出る場合があるので、常にお水を準備しておくと、患者様が安心されます。中には、飴を舐めると咳がましになる方もいらっしゃるので、対応できるように準備しておくと良いでしょう。

・「体質」……「ケロイド体質」の場合

　ケロイド体質は、少し傷がつくとなかなか治らず、中には皮膚が盛り上がって傷跡が残ってしまう場合があります。直接肌に触れるデンタルエステのケアでは、細心の注意を払い、絶対に爪で引っ掻いたりしないようにしましょう。

・「体質」……「アトピー」の場合

　アトピー体質の方は、化粧品が合わない場合があります。化粧品に安心感を持っていただくために、アトピーとお聞きしたら使用する化粧品を持ってきて、首元に少し塗布してパッチテストを行います。パッチテストを行う行為だけでも安心感につながるので、心配な方は必ず行うようにしましょう。

第4章 カウンセリング、接遇（おもてなし）

・「体質」……「皮膚疾患」の場合

　種類に限らず、皮膚疾患がある場合も注意が必要です。状態を確認し、デンタルエステができるかどうか判断します。

・「体質」……「アレルギー」の場合

　花粉が多い地域は、お肌が敏感な方が多いと言われています。花粉の季節は、普段使用している化粧品でも反応して赤くなったり痒みが出る場合があります。アレルギーを持っている場合は、事前にこのことを伝えておきましょう。

・「常用薬」……「あり」の場合

　前述したように、薬によって、特にピルなどのホルモンに関わる薬はお肌に影響する場合があるので、事前に伝えましょう。

・「コンタクトレンズ」……「着用」の場合／「まつ毛エクステ」……「あり」の場合

　デンタルエステは目の上に化粧品を塗布することはないですが、コンタクトレンズを着用したまま全顔エステをすると、まれに目に化粧品（オイル）がしみて、コンタクトレンズがぼやけてしまう場合があるので、施術前に取り外していただきましょう。医院内に使い捨てのコンタクトケースを常備しておくと、万一ケースを持っていない場合でも大丈夫なので、おすすめです。

　まつ毛エクステンションは、オイルによって取れる場合があるので、目の上まで施術をする場合は、取れても良いか、もしくは目に触れないようにするかを確認します。

・「生理」……「不順」の場合／「妊娠の可能性」……「あり」の場合

　生理中はお肌が敏感になったり、むくみやすい時があります。生理不順の場合も、薬を飲んでいるケースが多いので、確認しましょう。

　妊娠中は、必ず産婦人科にデンタルエステを受けても良いかの確認をしていただきましょう。妊娠中にエステをしてはいけないわけではないですが、担当の産婦人科医に確認していただき、安定期になってから施術をするようにお伝えすると、患者様も安心されます。

・「睡眠」……時間が短すぎる場合／「熟睡」……「できない」の場合

　睡眠は時間ではなく、質が大切です。睡眠の質が悪いと、肌荒れの原因になります。忙しい日々を送っている人は睡眠時間が短くなりますが、何時間

寝るということよりも、何時に起きると決めることが大切です。

　デンタルエステのパック中などに寝ると、脳にα波が出て脳がリラックスできるので、少しの睡眠で疲れが取れることがあります。

・「性格」……「神経質」「消極的」の場合

「神経質」「消極的」などを選択されている方は、考えたり悩んだりすることで、お肌に影響する場合があります。「皮脳同根」という言葉のように、皮膚と脳は密接に関わります。エステティックのケアでは、お客様とお話しすることで、思考が変わり、行動が変わり、お肌も変わるという効果もあります。

・「健康食品」「サプリメント」等について

　世の中には様々なサプリメントがあるので、何が患者様に合っているかは、ケアを続けることでご提案ができます。

　初回で判断できるのは、サプリメントを摂っている量によってその方の美意識が伺えます。たくさんの種類を飲まれている方は、美と健康に気遣っている方が多いので、何を目的に飲んでいるのかをお聞きすることで、患者様の美と健康の目的がわかります。

・「化粧品かぶれ」……「あり」の場合

　日本人は、自称「敏感肌」の方が多いと言われます。過去に肌がかぶれたことがあるという方が多いのです。しかし、実は敏感肌でない方もいます。

　化粧品かぶれは、化粧品自体が合わないケース、何か特定の成分が合わないケース、その日の体調でたまたま合わないケースと、原因の確定が難しいので、一番大切なのは安心していただくことです。アトピーの方の場合と同じように、かぶれが気になる方は必ずパッチテストを行いましょう。

・「気になるお悩みやあてはまることに、○を付けてください」について

　いくつか○を付けている場合は、その中でどれが一番気になるのかをお聞きします。一番気になる箇所に結果が出ると満足度が上がるので、一番のお悩みを聞き出しましょう。

・「マッサージの力加減のご希望」について

　施術後に良い感想をいただくためには、その方にあった強さでマッサージすることが大切です。強すぎると痛みが出ますし、弱すぎると体感が弱く不満足になります。施術中も強さ加減を確認しましょう。

第4章　カウンセリング、接遇（おもてなし）

107

・「ご要望」について

　施術結果の他に、接客内容もリピートしていただくためのカギになります。お口のケアに関して詳しく聞きたいという方には口腔内ケア情報をしっかりお伝えし、○を付けていない方には必要なことだけをお話しします。

　ただし、「静かに過ごしたい」に○が付いていても、全く何も話さずアドバイスができていないと、本来の目的であるデンタルエステの満足にはなりません。伝えることは伝え、施術内容についてはしっかりとカウンセリングを行い、その他は患者様のご要望に沿って、サービスを行いましょう。

・「施術前後の写真撮影」について

　最近はSNSで投稿することが多くなってきているので、患者様に掲載可能かどうか、事前にお聞きします。個人情報について法律が厳しくなっていますので、撮影した写真をSNSなどに掲載したい場合は、事前に承諾のサインをいただくと良いでしょう。

　掲載可能な場合は、撮影した写真を確認していただいてから掲載するようにしましょう。不可の場合でも、なるべく撮影して患者様自身の状態を確認していただいたほうが良いです。その場合は自分のカメラで撮りたいという方も多いので、「○○様のカメラで撮影しましょうか？」とお聞きしましょう。

●お悩みに対して、なぜそうなっているのかを分析し、必要なケアを伝える

　カウンセリングシートでお悩みを聞き出したら、その原因を考えます。例えば、咬筋部分が張って顔が大きく見える場合は、普段の噛み癖はどうか？　食いしばりはないか？　歯ぎしりはしていないか？　など、考えられる原因を伝えて分析します。

　原因がわかったら、必要なケアを考えます。サロンというのは、施術のご提供や化粧品販売だけではなく、情報を伝えるということも、立派なサービスとなります。食べものを噛む時に意識する、週に2回はセルフマッサージをする、寝る前にリラックスをするなど、お客様に必要な美の情報を伝えましょう。

●当日のコースの流れ、使用する化粧品を伝える

　その日に行うケアと使用する化粧品の説明を行います。この時に、いつまでにキレイになりたいかをお聞きし、患者様のゴールを設定します。そして、

期間と回数のご提案をして、体験のみで考えているのか？　通って改善したい意思があるのか？　話をしながら反応を伺います。

ただ、体験だけと思っていても接遇や結果が素晴らしければ通い続けてくださるケースも多いので、この時の会話だけで判断するのは避けましょう。

そして、施術後どこに結果が出るのかを確認するために、施術前に鏡で全体をチェックしていただきます。

●ケアすると結果がどうなるのかを伝える

期間と回数のご提案ができたら、「ワクワク作り」をします。良いイメージを抱くと、結果も出やすくなり、数か月後の自分が楽しみになります。「3か月後には、咬筋が柔らかくなって、ケアを続けることでお肌に張りが出るので、理想の小顔になりそうですね！」と、言い切ることは難しいですが、良いイメージを伝えましょう。

●写真を撮る

今はスマートフォンやタブレットで簡単に撮影でき、その写真を並べて施術後にすぐ確認できるアプリなどもあるので、そのような便利ツールを利用しましょう。

施術室に入ったら

〈服部〉

患者様を施術室にご案内したら、次のようなおもてなしをすると喜んでいただけるでしょう。

●ブランケットをかける

患者様、特に女性がチェアに腰を掛ける際、ブランケットを用意します。ただチェアに置いておくだけではなく、座られたらウエストから足に掛けて差し上げましょ

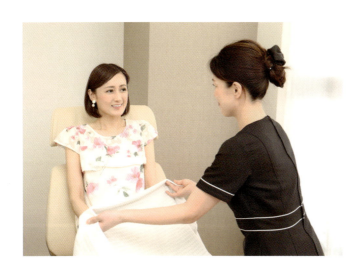

第4章　カウンセリング、接遇(おもてなし)

109

う。急いでいる場合でも、パッと掛けるのではなく、ふわりと優しくお掛けします。

女性は冷えを意識している方が多いので、このようなおもてなしは喜ばれます。寒い場合は「寒くないですか？」と一言かけるだけでも立派なおもてなしです。

●アクセサリーを外す

デンタルエステは、お顔周辺や首元まで触れる場合があるので、アクセサリーに化粧品などが付かないように「アクセサリーをお外しいただけますか？」とお声がけをし、施術前に取っていただきます。

アクセサリーは大切にされている方が多いので、ただ棚の上に置くのではなく、必ずアクセサリーボックスを用意しましょう。ネックレスが取れにくそうな場合は、「よろしければお取りしましょうか？」とお手伝いが必要かお聞きしましょう。

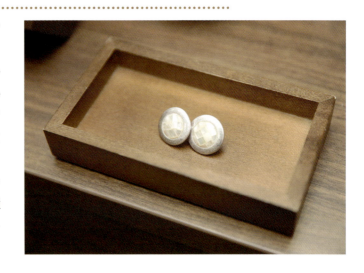

施術中のカウンセリング

〈服部〉

施術中はリラックスしていただく目的もありますが、施術中のカウンセリングは、リピートや販売のためにとても大切な時間です。

プレカウンセリングでお聞きしたお悩みを、直接お肌に触れながら「先ほどおっしゃっていた咬筋の張りは、ここですね。この部分のお肌の張りが減っているので、しっかり引き上げながら栄養を入れていきますね」など、実況解説します。

施術中の会話で、今の状況をしっかりと自分自身で認識していただけるので、改善ケアを行う場合は施術中にも会話をしましょう。

クロージング

〈服部〉

　施術後すぐに鏡を見ていただき、施術前と比べてどう変化しているのか、患者様から話していただきます。施術者が「小顔になりましたね！」と伝えるよりも、「いかがですか？　どこに結果が出たと感じますか？」とお聞きしたほうが、良い結果を自分自身で認識していただけます。

　そして、この時の反応が重要なのです。美しくなった患者様のお肌や顔の形に、素直に「わぁ、嬉しい！」と喜びましょう。患者様が寝起きだからと言って施術者が小声でボソボソと結果を言うよりも、きれいになったことを施術者が笑顔で心から喜んでいるほうが、患者様は嬉しい気持ちになります。

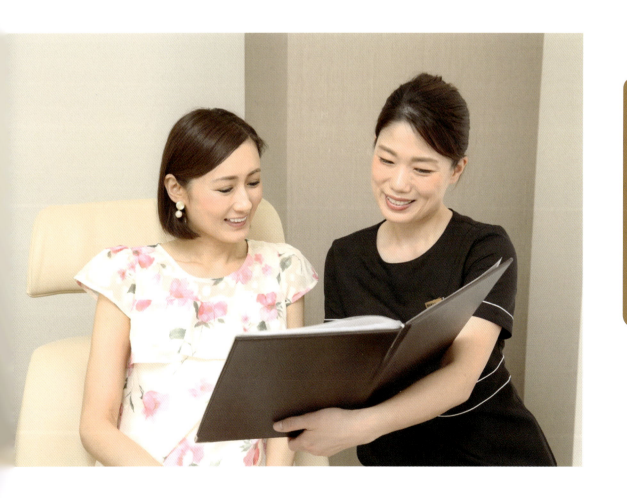

第4章　カウンセリング、接遇（おもてなし）

●アフターケアのご提案

　毎日の歯磨きと同じように、お顔も毎日のケア方法で大きく差が出ます。せっかくエステで効果が出ても、毎日のケアを疎かにしていると、元に戻るのも早くなってしまいます。歯磨き法をしっかりお伝えしてきれいな歯を保っていただくのと同じように、デンタルエステもその日の結果だけではなく、自宅に帰ってからのセルフケア、気をつける点をお伝えしましょう。

　使用するおすすめ化粧品は、使用する必要性と、その商品の特徴を3つずつ伝えるようにすると、わかりやすく説明できます。化粧品は、明らかに営業トークのような流れよりも、施術者が気に入って使用し、それを心からおすすめしたいという気持ちが大切です。医院で取り扱う化粧品を自分自身にも試し、実体験を元にアフターケアの話をするようにしましょう。

●次回のエステのご提案

　デンタルエステの一番効果的な来院ペースは、2週間に1度です。そのおすすめペースは、ただ日程を伝えるだけではなく、理由を伝えると患者様が納得されやすいです。

　理由の一つとして、ターンオーバーがあります。お肌のターンオーバーは通常28日で、14日間で基底層から角質層まで上がり、14日間で垢となって剥がれ落ちるのが通常の周期となっています。

　ですが実際は、28日＋年齢と言われており、例えば40歳の患者様なら「28＋40＝68日」が年齢に合わせたターンオーバーと言われています。若い時よりも年齢を重ねたほうが、傷の治りが遅かったり、日焼け後の黒くなった肌が戻りにくかったりするのがそのせいです。

　この日数を早めるために、通常のターンオーバーに合わせて14日に1回、次のケアをするようおすすめしましょう。

　とは言っても、忙しくて2週間に1度は来られない患者様も多いので、遅くても28日まで等、ライフスタイルに合わせたペースをご提案しましょう。お得な回数コースを作ることで、カウンセリングがしやすくなりリピート率がアップするので、回数コースを設定すると良いでしょう。

まずはお試ししたい方のためのお手軽プラン

2週間～4週間に1回の3回コース

3か月目標を作り、結果を出したい方のための結果出しプラン

2週間に1回を3か月の6回コース

さらにたくさん通いたい方のための特別プラン

1～2週間に1回を3～6か月の12回コース

第4章 カウンセリング、接遇(おもてなし)

　ブライダルエステはとても結果が出やすいのですが、なぜならば、ゴールが明確だからです。
　デンタルエステでも、いつまでにきれいになりたいのか目標設定をすると、患者様の美意識が高まり、結果が出やすくなります。患者様に寄り添ってご希望を聞き出し、期日と回数をご提案しましょう。

お見送り

〈服部〉

「愛し愛されカウンセリング」のポイントは、素直な気持ちをそのまま患者様に伝えることです。仕事が好き、患者様が好きという気持ちは、自分では当たり前のことでも、初対面の患者様には伝わりません。でも、患者様のことを思い、努力してまっすぐ進んでいる姿は、必ず見てくださいます。素直に「私は患者様のことが大好きです。デンタルエステをすることが大好きです！」とお伝えすると、喜んでくださいます。

お帰りの際は、お越しいただいた感謝の気持ちが伝わるよう、心からお礼のご挨拶をしましょう。

治療を行っている医院にデンタルエステを導入する時、急に上記の全てを実行するのは難しいかもしれません。医院で美容を取り入れることをイメージしにくい場合は、実際に実行しているデンタルエステサロンに見学や体験で足を運んでみてください。

筆者は今でもいろいろなサロンに足を運び、自ら体験して良いことは取り入れて、嫌なことはしないということを繰り返しています。

患者様の笑顔を思い浮かべて、小さなサービスとおもてなしを一つずつ積み重ねることで、愛される医院となるでしょう。

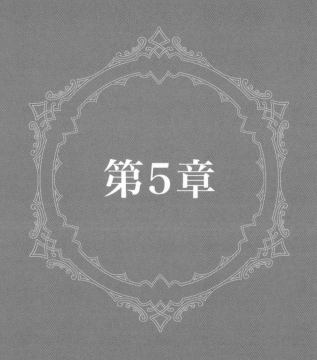

Chapter 5

メニュー構成とケーススタディ

デンタルエステのメニュー例紹介

〈佐藤・辻〉

　メニュー構成をはじめ、告知方法や、集客方法などは、患者様にわかりやすくすることが重要です。

　「松竹梅」と言われるように、メニューの価格帯は3段階で作成することをおすすめします。例えば、「クイック・デンタルエステ」、「スタンダード・デンタルエステ」、「スペシャル・デンタルエステ」となります。

　以下に、具体的なメニューをご紹介します

●クイック・デンタルエステ（歯科助手、歯科衛生士）

口外だけバージョン30分（クレンジングなし）、施術25分

- リップを塗る
- コリの確認5分
- ヘッドマッサージ5分（美筋ヘッドリフト）
- ほうれい線と咬筋のマッサージ10分
- 首のマッサージ5分

●クイック・デンタルエステ（歯科衛生士）

口内だけバージョン30分、施術25分

- リップを塗る
- コリの確認5分
- ヘッドマッサージ5分
- 歯茎マッサージ10分
- 首のマッサージ5分

●スタンダード・デンタルエステ（歯科助手、歯科衛生士）

口外だけバージョンで60分（クレンジングあり）、施術50分

- コリの確認5分
- ヘッドマッサージ5分
- 額と目の周りのマッサージ5分

- クレンジング10分
- ほうれい線と咬筋のマッサージ10分
- リップエステ10分
- 首のマッサージ5分

●スタンダード・デンタルエステ（歯科衛生士）

口内外で60分（クレンジングなし）、施術50分
- コリの確認5分
- ヘッドマッサージ5分
- ほうれい線と咬筋のマッサージ10分
- 歯茎マッサージ、マニュピレーション15分
- リップエステ10分
- 首のマッサージ5分

●スペシャル・デンタルエステ（歯科衛生士）

口内30分と口外60分。クイックの口外だけバージョンと、スタンダードの口外だけバージョンの組み合わせ。

施術メニューと施術者の関係

	歯肉マッサージ	リップエステ
有資格者（歯科医師・歯科衛生士）	○	○
無資格者（歯科助手など）	×	○

お悩みや改善したいことを詳しく問診した上で、メニューをご提案します。Beauteでは、5回券、10回券で通われている方もいらっしゃいます。

デンタルエステの告知のしかた

〈佐藤・辻〉

　では次に、告知方法について考えていきましょう。

　集客に関しては、「院内」と「院外」に分けて考えると、整理がしやすくなります。

　院内においては、チラシやチケットの設置、配布などがあります。サロン入り口にイーゼルを使った立て看板を設置したり、院内のお手洗いなどにポスターを設置するなど、メニューを「見える化」することが何よりも大切です。

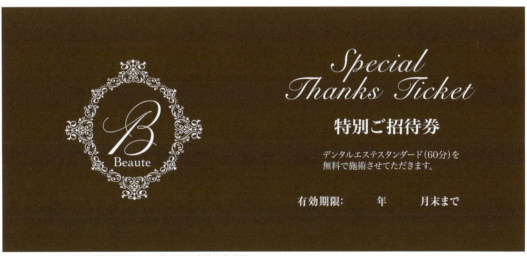

デンタルエステの特別招待券を配布し、集客する方法も効果的

院外については、ホームページにメニューを載せる、既存の患者様に紹介カードを渡す、近隣の店舗との連携、などの取り組みを行っています。近くのエステサロンや美容室、スポーツジムなどと互いに連携して、紹介し合う仕組みも作るといいでしょう。
　他にも、記入していただいたアンケート内容を、ホームページや受付周りで告知する方法もあります。

　そして、最近ではSNSの活用が不可欠となっています。インスタグラムやフェイスブックでのBeauteの投稿を一度ご覧ください。SNSを活用する方法の一つとして、有名人にアップしてもらう方法も効果があります。
　若い人ほど、予約もインターネットから、という傾向があります。時代の流れに合わせて、告知方法も常にアップデートしていきましょう。医院によっては、地域の情報誌に掲載してもらう方法を使っているケースもあります。
　これらの試みは、すぐに結果が出るというよりは、時間をかけてジワジワと効果が出てくるものです。魔法のような近道はありませんので、「育てていく」という心構えが求められます。
　患者様の満足度を継続させるためには、定期的な施術のチェックが欠かせません。Beauteでは、毎月施術のチェックを行うようにしています。
　今は、当たり前のようには患者様が来られない時代です。「現状維持でいい」と思っていると、すぐに衰退してしまいます。
　スタッフも、院長と同じ視点を持って、集客に力を入れ、様々な工夫を行い続けることが求められています。定期的にミーティングを行い、計測や分析を行って、改善を継続していきましょう。

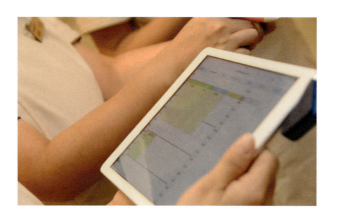

第5章　メニュー構成とケーススタディ

デンタルエステの実例紹介

〈佐藤・辻〉

　本書の最後に、デンタルエステを受けられた方の実例をいくつかご紹介致します。来院のきっかけとお悩みの内容、施術の中身、そして効果を具体的に見ていきましょう。

●58歳女性（主訴……アゴ周りのコリ）

　顎関節症があり、コリが気になる、少し口も開きにくいとのことでご来院いただきました。

　来院のきっかけはホームページで、口の中のマッサージに興味があったとのこと。もともとマッサージはお好きでよく通っているそう。

　スタンダード・デンタルエステで施術。「痛気持ちいい」とお声をいただき、また一番の変化は口が開きやすくなったとのこと。

　全体的なコリは強めなので、フェイスラインを整え、コリを改善するため、月に1回ご来院していただくことになりました。

施術前
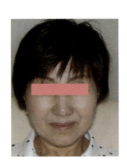

施術後
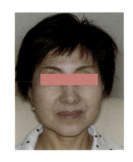

●**51歳女性**（主訴……目の下のクマ、たるみ）

　年齢とともに目の下のクマ、たるみが気になってきたとのこと。お仕事はPC作業が多い。ホワイトニングのために来院してくださっている流れから、スタッフがお声がけして受諾。

　休憩時間に来院してくださっているため、クイック・デンタルエステを希望。1度の施術でも、目の下のクマ、たるみの部分が薄くなったと感動されていました。

施術前 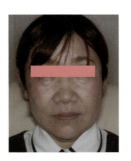 **施術後**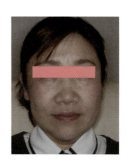

●**47歳女性**（主訴……お顔全体のむくみ、コリ）

　むくみやすく、コリも気になるとのこと。ボーテデンタルエステキャンペーンのお友達紹介チケットで来院。

　1回でできるだけ効果を体感したいと、スペシャル・デンタルエステを希望。アゴラインのケアに時間をかけて行いました。

　施術中もぐっすり眠られて90分後、お鏡を見て感動。お顔が一回り小さくなりました。ご満足の結果で、10回券を購入いただきました。

施術前 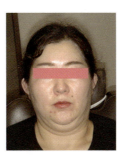 **施術後**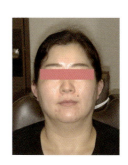

第5章　メニュー構成とケーススタディ

121

おわりに

最後まで本書をお読みいただいてありがとうございます。

ホワイトニングやクリーニング分野では豊富な経験とノウハウを持つBeauteですが、以前はエステ分野に関しては知識や技術を必要としている状態でした。

そんな時に、エステティシャンの服部恵さんと出会ったことで、スペシャリストとしてのお力をお借りし、デンタルエステの体系的な構築が実現しました。業界を超えた横のつながりの大切さを改めて実感しています。

服部さんとの初の共著となる本書では、デンタルエステという新しい分野が必要とされる背景から具体的な施術、そしておもてなしの心まで、この1冊を読むことで理解ができるように構成しました。

患者様の満足や喜び、スタッフのやりがい、そして歯科医院の収益と、三者の全てにとってプラスとなるのがデンタルエステです。

従来は、「患者様を待つ」という受け身の診療スタイルが当たり前だった歯科医院ですが、これからは強みや専門分野を持ち、能動的にアクションを起こしていくことが求められています。そんな経営環境が大きく変わろうとする今、まさにデンタルエステの時代が始まろうとしています。

本書を参考にしていただき、考え方、仕組み、技術の3つを工夫すれば、患者様、スタッフ、医院経営、全てにとって好ましい結果となることをお約束します。

デンタルエステをこれから導入するにあたり、最初はうまくいかないケースもあるかと思います。そういう場合は躊躇せず、ぜひ直接私たちにご相談いただけたらと思います。私たちが既存の枠組みにとらわれることなく進み続けることで、業界への恩返しとなることを願っております。

本書を通して、皆様の医院におけるデンタルエステがより良いものとなりますことを、心より祈念しております。

最後になりましたが、本書の出版に際し、最初から最後まで温かく質の高いサポートをいただいたBABジャパンの森口敦様には、厚く御礼申し上げます。また、デンタルエステをゼロから再構築してくれたBeauteのスタッフ全員に心から感謝します。

ホワイトニングサロンBeaute　　佐藤 朱美　辻 紗耶加

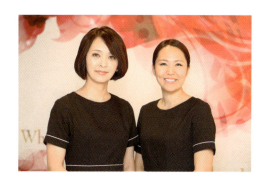

佐藤 朱美
Sato Akemi

辻 紗耶加
Tsuji Sayaka

歯科衛生士。株式会社Beaute代表取締役。共同経営者として、多数の歯科医師、歯科衛生士とともにホワイトニングとデンタルエステに特化したデンタルクリニックを大阪、神戸、東京に展開。これまで1,000件を超える歯科医院を中心に、研修や指導も行う。クリニック直営のカフェがテレビ取材されるなど、業界をリードする歯科衛生士として注目を集めている。

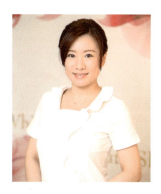

服部 恵
Hattori Megumi

エステティックサロンPearl K代表。服部恵健康エステ学園代表。エステティックグランプリ顧客満足サロン部門全国1位、フェイシャル技術部門準グランプリ。著書に『服部式骨筋小顔トリートメント』(BABジャパン)、『美筋形成リフトアップ』(フレグランスジャーナル社)、『猫手マッサージ』(マキノ出版)等。

写真モデル ● 山本愛
写真撮影 ● 木村芳継
イラスト ● 中島啓子
装丁デザイン ● やなかひでゆき
本文デザイン ● 長久雅行

歯科衛生士・歯科助手のための

デンタルエステ

「治療」から「美容」へ―
歯科医院の新しい可能性を拓く

2019年12月5日　初版第1刷発行

著　者　　佐藤朱美 辻紗耶加 服部恵
発行者　　東口敏郎
発行所　　株式会社BABジャパン
　　　　　〒151-0073 東京都渋谷区笹塚1-30-11 4・5F
　　　　　TEL　03-3469-0135　　FAX 03-3469-0162
　　　　　URL http://www.bab.co.jp/
　　　　　E-mail shop@bab.co.jp
　　　　　郵便振替00140-7-116767
印刷・製本　中央精版印刷株式会社

ISBN978-4-8142-0246-1 C2047

※本書は、法律に定めのある場合を除き、複製・複写できません。
※乱丁・落丁はお取り替えします。

DVD Collection

服部式 骨筋小顔トリートメント

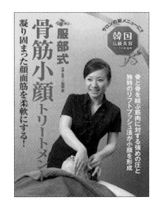

『骨筋法 ＋ 経絡マッサージ ＋ 美筋形成』 骨筋小顔トリートメントは、韓国伝統美容法と経絡マッサージ、そしてオリジナルテクニックである「美筋形成リフトアップ」の手技が融合した新しい美容テクニックです。骨と骨を結ぶ様々な顔面筋に対し、強い圧をかけていくことで、理想の小顔を作ります。リフトプッシュ法、パルペルーレ、小顔形成テクニックなど、特徴的な手技を用いた新メソッドを導入すれば、サロンの人気メニューになることでしょう。◎指導・監修：服部恵

●収録時間58分　●本体5,000円+税

服部式 美筋形成ボディオイルトリートメント

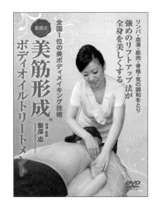

3年間に渡るスパルタモニターの声から生まれた！ 画期的フルボディメイキング技術!! 全身の筋肉をリンパや血液の流れに沿って柔軟にほぐし、強めの圧で筋肉をしっかりとリフトアップする美筋形成。厳しい意見のみを言っていただく「スパルタモニター」の声を集め、ひとつひとつの意見を尊重し、3年間かけて構築された非常に実践的なテクニックです。「結果が出るハンドトリートメント」にこだわる服部恵のフルボディ編DVD。◎指導・監修：服部恵

●収録時間74分　●本体6,000円+税

服部式 美容（エステティック）バンデージ

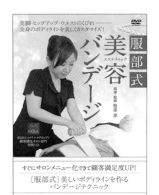

美しい理想のボディラインに整える！ すぐにサロンメニュー化できて効果が高い!! 服部式バンデージ・テクニック！ バンデージ技術は簡単で効果が高く、エステティックサロンの定番メニューとして活用できる美容テクニックです。伸縮性のあるバンデージを、脚、ヒップ、ウエストなどに巻き付けて全身のボディラインを瞬時に整えることができます。また美脚やバストアップなど目的に合わせた各パーツごとのメニュー化も可能です。◎指導・監修：服部恵

●収録時間80分　●本体5,000円+税

BOOK Collection

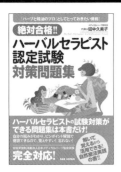

「ハーブと精油のプロ」としてとっておきたい資格!
ハーバルセラピスト認定試験対策問題集

特定非営利活動法人日本メディカルハーブ協会試験完全対応! 自分の弱みがわかり、ピンポイント解説で確認できるので、覚えやすい! 忘れない! 解いて覚えて 活用できる! 自然療法を実践!! 子育て、介護、医療の分野からも注目される、ハーブと精油を使いこなす資格! メディカルハーブを仕事に、家庭に、取り入れたい人におすすめです!!

●田中久美子 著 ●A5判 ●320頁 ●本体2,300円+税

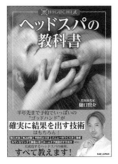

大成功するヘッドスパの秘密、すべて教えます!
HIGUCHI式 ヘッドスパの教科書

半年先まで予約でいっぱいの"ゴッドハンド"が確実に結果を出す技術はもちろん、導入方法、売上計画、予約のとり方、メニューのつくり方、接客、カウンセリング、顧客心理、ホームケア商剤のすすめ方…etc.まで、ヘッドスパだけで月に400～500万円の売上をつくる大成功の秘密をすべて教えます!

●樋口賢介 著 ●B5判 ●226頁 ●本体2,500円+税

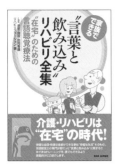

家族でできる
"言葉と飲み込み" リハビリ全集

快適な会話・快適な食事ができる事は"幸福な生活"そのもの。言語聴覚士の専門分野だった"言葉と飲み込み"に関するさまざまなトレーニングを、誰でもできるよう家庭向けにご紹介します。「誤嚥性肺炎」は窒息だけでなくさまざまな形で命に関わる重大事なのです。一方、飲み込む力を養う事で、こういった事故は防ぐ事ができます。専門の言語聴覚士が紹介するトレーニングを、ぜひ活用下さい!

●LE在宅・施設 訪問看護リハビリステーション ●四六判 ●220頁
●本体2,500円+税

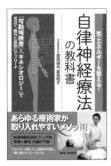

気・エネルギーを整える!
自律神経療法の教科書

あらゆる療術家が取り入れやすいメソッド! エネルギーが滞っている箇所を特定し、一瞬で流れをスムーズにすることで、自律神経失調症、うつ、不眠、耳鳴り、動悸、内臓の不調など…、原因不明の様々な症状を引き起こす、自律神経の乱れを改善できます。

●冨高誠治、冨高明子 著 ●四六判 ●220頁 ●本体1,500円+税

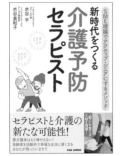

新時代をつくる 介護予防セラピスト

ラピストと介護の新たな可能性!"動く"を育てるSME理論! 要介護者はもう増やさない! 高齢者を活動的で幸福な生活に導く力をあなたが持っています!!
SME理論とは?〈S ストレッチ〉〈M マッサージ〉〈E エクササイズ〉動かしにくい体でも、ストレッチとマッサージで動かしやすくしてからエクササイズを行なうことによって、身体機能向上とともに、能動的な"やる気"も向上する。それがさらに運動性を高め、プラスの相乗効果がどんどん生まれていく。

●水谷平、水谷美和子 著 ●A5判 ●200頁 ●本体1,600円+税

BOOK Collection

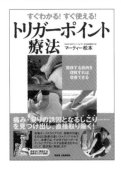

すぐわかる!すぐ使える! **トリガーポイント療法**

本場オーストラリアでは、保険の対象となるほど効果の高いリメディアルセラピー。本書では、その中でもトリガーポイントにアプローチする施術法を中心として、症状別に解説します。トリガーポイントとは、痛みや不調の原因となる筋肉の硬結（しこり）。そこが引き金（トリガー）となり、離れた部位にまで痛みを引き起こします。クライアントの症状とニーズに応じた、"オーダーメイド"の施術だから効果絶大です。各症状に関係する筋肉をCGで詳解します。

●マーティー松本 著　●A5判　●180頁　●本体1,600円+税

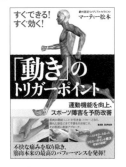

すぐできる! すぐ効く! **「動き」のトリガーポイント**

不快な痛みを取り除き、筋肉本来の最高のパフォーマンスを発揮！ 筋肉の硬結（しこり）が引き金（トリガー）となり、離れた部位にまで不調を引き起こす。その原因に直接アプローチ。本場オーストラリアでは、保険の対象となるほど効果の高い治療的セラピー。不調の誘因となるしこりを見つけ出し、リリースする!ベストセラーとなった既刊『トリガーポイント療法』待望の続編！

●マーティー松本 著　●A5判　●212頁　●本体1,700円+税

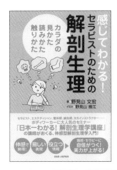

感じてわかる! **セラピストのための解剖生理**

カラダって、なんて面白いんだろう。なんて完璧なんだろう。もっと知りたい！ カラダという不思議と未知が溢れた世界。本書は、そんな世界を旅するためのサポート役であり方位磁石です。そして旅をするのはあなた自身！ 自らのカラダを動かしたり触ったりしながら、未知なるカラダワンダーランドを探究していきましょう！

●野見山文宏 著　●四六判　●175頁　●本体1,500円+税

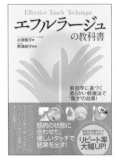

解剖学に基づく柔らかい軽擦法で"驚き"の効果!
エフルラージュの教科書

「夢をなくしている人も、夢を追いかけている人も、鍵はあなたの潜在意識にあります。」ヒプノセラピーは、潜在意識にある真の自分と向き合うセラピーです。与えられるのではなく、自分の中にある自分だけの答えを、つかみ取る。誰かを癒したい人にも、悩みを解決したい人にも、おすすめです。

●小澤智子 著／野溝明子 監修　●A5判　●208頁　●本体1,600円+税

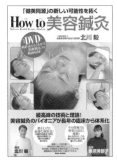

How to 美容鍼灸「健美同源」の新しい可能性を拓く

最高峰の技術と理論！ 美容鍼灸のパイオニアが長年の臨床から体系化！ 健康という自然美へ。美容目的の鍼灸を行うことで、利用者との継続的な関係を築くことができ、健康維持と疾病予防にも寄与できます。·鍼灸で、皺、たるみ、肌荒れ、むくみ、くすみ、くまも解消!·西田真医師による美容外科からの見解も紹介!·頭顔面部の主要45経穴を写真と図で詳しく解説！ 日本発の美容鍼灸に、今世界が注目!!

●北川毅 著　●B5判　●260頁（DVD27分）　●本体4,200円+税

Magazine

アロマテラピー＋カウンセリングと自然療法の専門誌

セラピスト

スキルを身につけキャリアアップを目指す方を対象とした、セラピストのための専門誌。セラピストになるための学校と資格、セラピーサロンで必要な知識・テクニック・マナー、そしてカウンセリング・テクニックも詳細に解説しています。
- 隔月刊〈奇数月7日発売〉
- A4変形判　●164頁　●本体917円＋税
- 年間定期購読料6,000円（税込・送料サービス）

Therapy Life.jp
セラピーのある生活
http://www.therapylife.jp/

セラピーや美容に関する話題のニュースから最新技術や知識がわかる総合情報サイト

[セラピーライフ] [検索]

業界の最新ニュースをはじめ、様々なスキルアップ、キャリアアップのためのウェブ特集、連載、動画などのコンテンツや、全国のサロン、ショップ、スクール、イベント、求人情報などがご覧いただけるポータルサイトです。

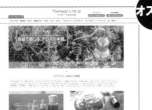

オススメ
- 『記事ダウンロード』…セラピスト誌のバックナンバーから厳選した人気記事を無料でご覧いただけます。
- 『サーチ＆ガイド』…全国のサロン、スクール、セミナー、イベント、求人などの情報掲載。
- WEB『簡単診断テスト』…ココロとカラダのさまざまな診断テストを紹介します。
- 『LIVE、WEBセミナー』…一流講師達の、実際のライブでのセミナー情報や、WEB通信講座をご紹介。

 スマホ対応 隔月刊セラピスト公式Webサイト　　ソーシャルメディアとの連携 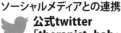 公式twitter「therapist_bab」　　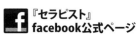『セラピスト』facebook公式ページ

トップクラスの技術とノウハウがいつでもどこでも見放題！

THERAPY COLLEGE
セラピーNETカレッジ
WEB動画講座

www.therapynetcollege.com　[セラピー 動画]

セラピー・ネット・カレッジ（TNCC）はセラピスト誌が運営する業界初のWEB動画サイトです。現在、150名を超える一流講師の200講座以上、500以上の動画を配信中！　すべての講座を受講できる「本科コース」、各カテゴリーごとに厳選された5つの講座を受講できる「専科コース」、学びたい講座だけを視聴する「単科コース」の3つのコースから選べます。さまざまな技術やノウハウが身につく当サイトをぜひご活用ください！

- パソコンでじっくり学ぶ！
- スマホで効率よく学ぶ！
- タブレットで気軽に学ぶ！

**月額2,050円で見放題！　毎月新講座が登場！
一流講師180名以上の250講座を配信中!!**